1年目ナース必携

必携

ポケットブック mini

編著
雀地洋平
KKR 札幌医療センター ICU 看護師長／集中ケア認定看護師

JN0004780

Gakken

Contents

1. やってはイケナイ！　ココは押さえる！
   ちょっと不安な看護技術

【番外編】1 年目ナース, ココにも気をつける！

1.
やってはイケナイ！
ココは押さえる！
ちょっと不安な
看護技術

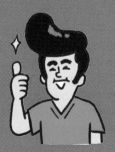

コミュニケーション
「聴く・話す」

看護師長直伝! これだけは"絶対"スルナ!

「友達言葉で話してはイケナイ!」

　患者さんとの話し方が友達言葉など，不適切な言葉で話してはいけません．

鉄則!

- 目上の人と話すように丁寧な言葉使いにする．
- 表情にも気をつけて（基本は笑顔でハキハキと！）．
- わからなくなったら，自分が心地の良いお店の店員さんをイメージする．

　言葉使いを間違えると，患者さんはとても不快な思いをします．状況によっては"患者さんがご立腹"ということもあります．

　当然そのような思いをした患者さんとは信頼関係が築けません．**信頼関係がなければ，日々のかかわりでも本心が聞けないなど，ケアにも大きく影響します**．最悪の場合，処置の受け入れだけではなく担当も拒否される場合があります．

　どのような患者さんでも，普通の言葉使いをすれば良いだけです．ですが，この普通ができなくなってしまう看護師を目にすることがあります．

　患者さんと看護師の関係は，一般的なお客さんと店員の関係性と大きく変わりありません．

　身近で例でいえば，コンビニエンスストアの店員さんをイメージしてください．

「レジ，こっち！」「袋使う？」とは言われないですよね．
臨床現場では，体位変換の場面をイメージしてみましょう．

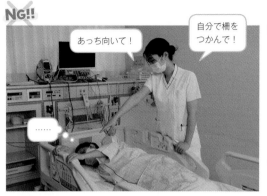

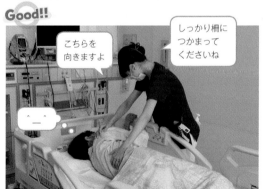

ついでに，これも注意！- -

　1人の患者さんに与える不快な表現は，他の患者さんにも影響します．人によって不適切に使い分けていると，より信頼が得られません．

　常に同じ丁寧な言葉使いで患者さんと接しましょう！

コミュニケーションの基本

効果的なコミュニケーション「傾聴」

- 相手に注意を集中して聴くと同時に言外の意味を推しはかり，意見や気持ちをありのまま受け止めます．
- 患者さんだけでなく，同僚や先輩などあなたのまわりの人に対しても「傾聴」の態度は必要です！

傾聴のポイント

- 患者のプライバシーを保てる静かで落ち着ける空間を準備する．
- 患者との距離や位置関係を考え，目線の高さは相手と同じになるようにする，
- 受容的・共感的対応が基本！

【共感的対応って？】

- 相づち，うなずきなどの反応のサインを送る．
- 相手の言葉を繰り返す．
- 相手の話した内容を変えずに整理して言い換える．
- 相手の気持ちに寄り添いながら励ます．
- 安易に慰めず，まずは気持ちを受けとめる．
- 相手の話を勝手に解釈して意見を押しつけない．
- 相手の話に反論したり，一方的に否定したりしない．

NG!! モニターを気にして全く話を聞いていない

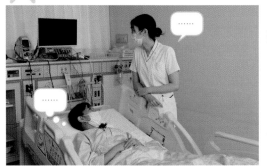

Good!! ベッドサイドでは患者と視線の高さをそろえて傾聴する

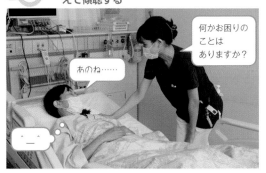

一方通行にならない「質問と説明」

【質問する】

● 看護場面での質問は, 看護師が患者さんの病状を把握したり, 患者さんの意見や気持ちを理解し, 療養生活上のニーズを見出すために行われます.

質問のポイント

● あらかじめ質問の内容を整理しておく.
● 質問の内容は簡潔に表現し, 質問の意図を明確に伝える.
● 外的条件への配慮をする(他の人に聞かれたくない場合).
● 先入観や固定観念にとらわれず, ありのままに受け入れる姿勢をもつ.

【説明する】

● 看護師が意図的に患者に説明する機会は入退院時のオリエンテーション, 検査や処置の説明, 教育指導の場面などがあります.

● 看護場面での**説明の食い違いは大事をまねきます**. 一度の説明ですべての内容を伝えることは難しいので, 相手の理解の度合いを確認し, 繰り返し説明しなければなりません.

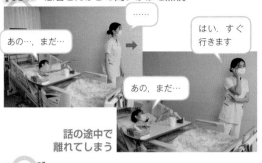

NG!! 患者さんからの問いかけを無視

話の途中で離れてしまう

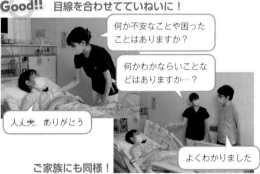

Good!! 目線を合わせてていねいに！

ご家族にも同様！

説明のポイント

- 説明前に伝えたいことを明確にし，順序よく整理する.
- あいさつ，自己紹介，相手を名前で呼ぶ，敬語を正しく使うなどの基本を守る.
- 落ち着いて説明を聞けるように環境調整を行う.
- 専門用語を避け，わかりやすい言葉で具体的に説明.
- 音声，音量を調節し，相手のペースに合わせる.
- 話の途中でも患者に質問の機会をつくり，相互に食い違いが起こらないように配慮する.

コミュニケーション 「返答」

看護師長直伝! これだけは"絶対"スルナ!

「自身の判断で返答してはイケナイ!」

患者さんや家族からの質問やお願いを，良かれと思って自分の判断だけで返答したり行動することで，後々大きなトラブルになることがあります．

鉄則!

- 返答に迷うときには，必ず先輩に相談する．
- わからないことや判断できないことは，「確認してきます」とはっきり伝える．
- 可能であれば，なぜそのような質問や依頼をするのか理由を確認する．

NG!!

患者さんや家族にお願い事をされ，その場で返答を求められる場合があります．
患者さんに聞かれて，"これくらいなら"とか"この前も大丈夫だったから"など，簡単に判断したことがその後の病状に大きく影響し，合併症の併発などにつながることがあります．

NG!! 患者さんや家族の質問に自己判断で即答

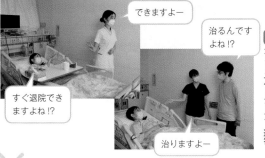

できますよー

すぐ退院でき
ますよね!?

治るんです
よね!?

治りますよー

NG!!

家族から病状について，「絶対に良くなりますよね？」，
患者さんから「数日で退院できるよね？」など質問され
る場合があります．
簡単に「大丈夫ですよ」と返答し，その後，病状の悪化
などがあると，「この看護師が大丈夫って言ったのに！」
と，個人だけではなく医療チームに不信感を抱く結果と
もなりかねません．

どうしたらいい？

● 返答する場合には，病院のルール，医療チームで共有して
いる治療方針，患者さんの病状など，さまざまな状況から
判断しなくていけません．

● 方針として決定していることは，その内容で統一して説明
します．

13

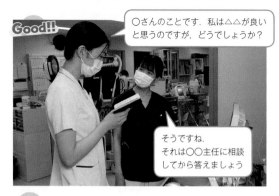

Good!!

> ○さんのことです。私は△△が良いと思うのですが，どうでしょうか？

> そうですね。
> それは○○主任に相談してから答えましょう

Good!!

判断に迷うときには，先輩に相談して返答します。状況によっては，自分ではなく先輩や医師に返答を依頼します。はっきりせず，曖昧な返答は，患者さんや家族を不安にさせたり，混乱をまねくので絶対に避けなければいけません。

経験値を上げるためのワンポイント

● 先輩などに相談する際には，「○○さんが○○してほしいと言っているのですが良いですか？」ではなく，「私は○○で良いと思うのですがどうでしょうか？」など，**自分の判断や考えを伝えて相談して下さい**。

● ただ答えをもらって患者さんに伝えるだけでは，自分の経験にはなりません。自分の考えや判断のポイントが，合っているのか，先輩とどこが違うのかなど，学びの場とすることで経験が積んでいけます。

Memo

病室の環境整備

 看護師長直伝! これだけは"絶対"スルナ!

「ベッド周囲の環境整備が不十分では イケナイ!」

　患者さんのベッドサイドに行ったときに，自分が行おうとした処置，患者さんに頼まれたことだけを実施して，環境整備を怠り事故につながる場合があります．

鉄則!

- 患者さんの観察には，患者さんの環境も含まれていることを意識する.
- 患者さんと自分を置き換えて，ベッド周囲の環境を観察する.
- 忙しいときほど一息ついて患者さんに一声掛ける.
- "後でやろう"は，だいたい忘れてしまうと肝に銘じる.

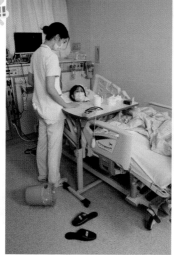

NG!!

看護師は，バイタルサイン測定，点滴，処置を実施するためにベッドサイドに行きます．また，患者さんにナースコールで呼ばれて行くこともあります．

その際に，床にティッシュペーパーなどの身の回りの物が落ちている，スリッパや靴が整っていない場合などがあります．

そのままにしていたことで，患者さんが拾おうとしてベッドから転落，スリッパがきちんと履けずに転倒するなど事故の原因となります．

その他にも，シーツの汚染や使用した箸やコップが汚れていて，患者さんが不快な思いをしていることがあります．

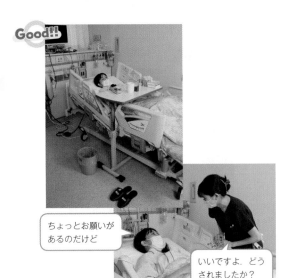

Good!!

ちょっとお願いが
あるのだけど

いいですよ. どう
されましたか?

患者さんのベッドサイドに行ったときには, 患者さんを
含めてベッド周全体を観察します. 自分がそこで生活し
ていると想定して, 何か不自由なことはないか, 不快に
思うことがないか確認し, 環境整備をする習慣を身につ
けていきましょう.

また, 処置や患者さんに依頼されたことが終わったとき
には,「何かございませんか?」. 気になることがあったら,
「○○しましょうか?」と, 声を掛けて確認しましょう.

患者さんから,「看護師さん忙しそうだったから頼めなか
った」という言葉もよく耳にします.

とは言うものの……

▶ 複数の患者さんを受け持っている場合には，多重課題が発生するため優先順位を決めなければなりません．状況によっては，すぐに戻らなくてはいけない場面もたくさんあります．

▶ そのような場合には，1人で抱えず**他のスタッフと協力しながら対応**します．また，忙しいときは患者さんとの約束も忘れがちです．**必ずメモに取り忘れずに対応しましょう．**お待たせする場合には，**どれくらいで戻れるか伝えて了承を得る**ようにします．

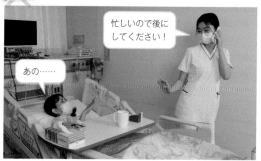

NG!!

忙しいので後に
してください！

あの……

頼みにくい状況になっていないか注意しましょう．気がついたことは後回しにせず，その場で解決することが重要です．

次ページで「病室の環境整備」の手順とポイントを確認しましょう！

病室の環境整備の手順とポイント

【物品準備】

❶拭き掃除用クロス　❷粘着テープ付きローラー

❸交換用シーツ

【実施前の準備】

①看護師は手指衛生を行い，マスク，ディスポーザブル手袋，
　エプロンを着用する．

②患者の状態を確認し，目的・方法を説明し，同意を得る．

　➡床頭台の上などの整理整頓で患者さんの私物に触れると
　　きは了解を得る．

③病室の掃除をするときは，他室に移動してもらう．

　➡他室への移動が不可能な場合は，寒くないように掛けも
　　のを掛け，ほこりを舞い上がらせないように静かに行う．
　　必要時，マスクの着用を勧める．

【病室の環境整備の実際】

①換気をする．

②ベッドを清潔にする．

　➡ほこり，髪の毛などを粘着テープ付きローラーを使って
　　除去する．

　➡シーツのしわを伸ばし，美しく整える．

　➡シーツの汚染や湿潤があれば交換する．

③床頭台の上やベッドまわりを整理整頓する．

　➡床頭台やオーバーテーブルの上のほこりをクロスで拭き取る．

　➡ナースコール，ガーグルベースン，吸い飲み，ティッシュ
　　ペーパーなどを患者さんが使いやすい位置に置く．

➡転倒・転落や外傷の予防に心がけ（ベッド柵をつけたり，ベッドやオーバーテーブルのストッパーをかけるなど），足もとの整理をする（スリッパやごみ箱の位置，コード類，水濡れなど）．

④室温・湿度の調整をし，適切かどうか確認する．

⑤照明器具やブラインド，カーテンを調整し，採光は適切かどうか確認する．

⑥ポータブルトイレや尿器に排泄物が入ったまま置かれている場合は，配慮しながら片づける．

⑦プライバシーに配慮して，間仕切りカーテンやベッド間隔を調整する．

⑧使用した物品は所定の場所に片づける．

【ベッドメーキングの注意点】

● ベッドを作業のしやすい高さに調節する．
　➡ボディメカニクスを活用し作業の効率を上げる．

● 無用な動作を避け，安定した姿勢で行う．

● ベッドのストッパーをかけ，固定して行う．
　➡キャスターで足を挟んだり，ベッドが動くなどの作業中の危険を予防する．

● シーツが患者さんの体動によってずれないように，シーツの角の始末をきちんとする．

● シーツをマットレスの下に入れる動作は，手掌を下向きにし，手背をシーツ側にして行う．
　➡ベッド本体で手背を傷つけないですむ．手背の皮膚は手掌より薄いため，手掌を下向きにしてベッド本体で手の損傷を予防する．

● 患者さんが臥床したままでリネンを交換する際には，患者さんがつらい姿勢を保たなくてよいよう，安楽に配慮しつつ，転落やライントラブル（引っぱり，巻き込み等）に注意して行う．

感染予防 個人防護具 (PPE)の取り扱い

看護師長直伝！ これだけは"絶対"スルナ！

「PPEを着用したままエリアを 移動してはイケナイ！」

病棟では，感染予防のためにエリア分けをして患者さんのケアを行います（ゾーニングといいます）．

PPEを着用し，レッドゾーンで処置をした後は，そこですべて外して，手洗い，手指消毒をしてから他のエリアへと移動することが鉄則です．

感染予防（ゾーニング）の鉄則！

● 感染リスクで分けたエリアを正しく理解する．

● 感染防護具の着脱方法，実施場所を正しく理解する．

● レッドゾーンに入る時には，使用物品を事前に準備して途中での出入りを避ける．

NG!! PPEで清潔・不潔を行ったり来たり

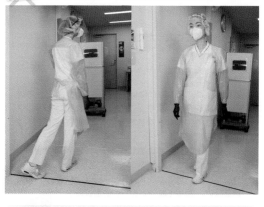

● 感染症を疑う場合や感染症が確定している患者さんの
ケアをする場合には，感染防護具を装着します．

● そのため，ケアを行った後は，自分は不潔な状況になっ
ています．そのまま，準清潔エリア，清潔エリアへ
と移動し，患者さんのケアをしたり物品に触れたりし
た場合は，すべて汚染してしまい，感染が拡大につな
がってしまいます．

Good!!

- まずは，部署や処置エリアのゾーニングを正しく把握することです．
- レッドゾーンに入った場合は，自分は汚染されていると認識します．
- ケア終了時には，そこで一度PPEを脱ぎ，感染BOXに破棄します．
- 脱いだ後は，すみやかにレッドゾーンから出て手洗い，手指消毒を実施します．この行程中にレッドゾーンで何かしなくてはならない場合には，再度感染防護具を装着し直します．
- レッドゾーンにいるときにエリア外に必要な物品が急に発生した場合には，自分で出て取りに行くことは絶対にしてはいけません．清潔エリアにいるスタッフに声を掛け，物品を取ってもらい使用します．

こんなときどうする？

すぐ目の前に使用したいものが，レッドゾーンにあるとき

　レッドゾーンで使用する物品が不足したときに，エリア外の手の届く範囲に置いてあることがあります．誰もいないし，ちょっとくらい他の物に触れなければ大丈夫など，出て取ってしまいたくなるシチュエーションが発生します．ウイルスは目に見えないので大丈夫かも……と思いがちですが，後に**感染拡大につながるので絶対に避けましょう**．

p.28で「PPEの着脱」の手順とポイントを確認しましょう！

Memo

個人防護具（PPE）の
着脱の手順とポイント

　血液，体液，粘膜，傷のある皮膚に接触する可能性がある場合には，適切な組み合わせの個人防護具（PPE：personal protective equipment）の着用が必要です．

　PPEの基本的な考え方として，処置後は前面が汚染部分（腕は全体が汚染部分），背部が清潔部分です．

前面
（汚染部）

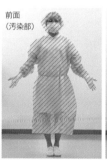

後面
（清潔部）

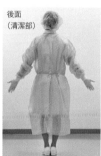

【PPEのポイント】

●血液・体液，傷のある皮膚，粘膜に手で触れる際には手袋（状況によりディスポーザブル[未滅菌]，または滅菌を選択）を着用する．

●血液・体液が飛散して目・鼻・口，衣類，靴を汚染しそうなときは，マスク，ゴーグル／フェイスシールド，プラスチックエプロン（またはディスポーザブルガウン），サージカルキャップ，シューカバーなどを適宜追加して着用する．

〈PPEの着脱の準備〉

【物品準備】

❶ ディスポーザブルガウン

❷ プラスチックエプロンと未滅菌ディスポーザブル手袋

❸ サージカルマスク

❹ サージカルキャップ

❺ ゴーグル

❻ シューカバー

【PPEの装着のポイント】

＊PPEは原則病室入室前に装着する.

● PPEを着るときの順序は，キャップ，ガウン，マスク，ゴーグル／フェイスシールドの順に着け，最後に手袋を着用する．患者さんに対して清潔な状態で，手袋が触れるようにする．

● 装着後は周囲環境や顔などに触れて汚染しないように慎重に作業する（とくに手袋）

【PPEの脱ぎ方・外し方のポイント】

● 脱ぐときの順序は，手袋，ゴーグル／フェイスシールド，ガウン，キャップ，マスクの順．看護師自身への汚染を防ぐため，この順序で脱衣する．

● 退室時には周辺環境や自身を汚染しないようにその場ですみやかにPPEを脱ぎ，適切に廃棄する．

引用・参考文献

竹尾惠子監：看護技術プラクティス第4版. Gakken，2023.

【手袋の脱ぎ方の手順】

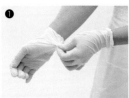

❶片方の手で手袋表面をつまむ.

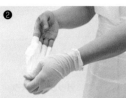

❷手袋が裏返しになるように外す.

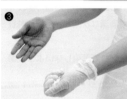

❸外した手袋を，手袋をつけたままの方の手で握る.

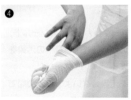

❹外した方の手の指を手袋の内側に入れる.

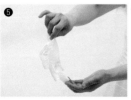

❺手袋を握った状態のまま，裏返すように外し，握った手の中に手袋が入ったまま廃棄し，手指消毒を行う.

【プラスチックエプロンの脱ぎ方・マスクの外し方】

❻プラスチックエプロンの清潔部分である首のうしろを持って，ひもをちぎる．

❼エプロンの上半分を下へたらす．

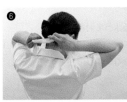
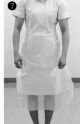

❽腰まで巻いたら，両手で前方へ引き伸ばして，背の結び目を切る．

❾所定の場所へすみやかに捨て，手指衛生を行う．

❿マスクの清潔部分である背側のひもを持って，マスク前面に触れないように外して，すみやかに廃棄し，手指衛生を行う．

【個人防護具（PPE）フル装備の脱ぎ方・外し方】

❶身体の前面を汚染(腕は全体が汚染)部分，背面を清潔部分とみなす．片方の手で手袋表面をつまむ．このとき，裏返しになるように外す．

❷外した手袋は，手袋をつけたままの手で握る．

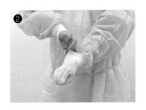

❸外した方の手の指を手袋の内側へ入れる．

❹手袋を握った状態のまま，裏返すように外していく．

❺中に手袋が入ったまま廃棄し，手指衛生を行う．

❻ゴーグルまたはフェイスシールドは，つるのうしろのほうをつまんで外して廃棄し，手指衛生を行う．

❼ガウンの背のひもを外す．

❽両肩を外し，中表になるように肘を抜く．

❾腕の先にまとまるように脱ぐ．床に汚染を広げないよう，ガウンやひもが床に着かないように注意する．

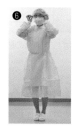 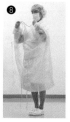 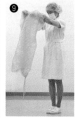

❿腕を抜いたら，ガウンの表に触れないように，小さくまとめて捨て手指衛生を行う．

⓫キャップのうしろ部分（清潔部分）を持って外し，廃棄する．

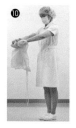

⓬マスクは，耳のうしろを清潔部分とみなしているため，そこをつまんで外す．

⓭マスクの表，裏ともに触れないように廃棄し，手指衛生を行う．

※脱いでいる途中で何度か手指衛生を行うとさらに効果的．

30

Memo

無菌操作

看護師長直伝！ これだけは "絶対" スルナ！

「準備，介助時に滅菌物に 触れてはイケナイ!」

　無菌操作が必要な場面では，滅菌物を使用します．その準備や介助をする際には，滅菌手袋や滅菌ガウンなどを装着すると安全に実施できます．

　このとき，誤って滅菌物を汚染しないように注意が必要です．

感染予防（無菌操作）の鉄則！

● 清潔，不潔な部分を正しく理解する．
● 手順に沿って実施し，必要に応じて鑷子や滅菌手袋を使用する．
● 物品を展開したら他の人が触れない場所に置き，短時間で使用する．

NG!! ガウンが滅菌物に触れている

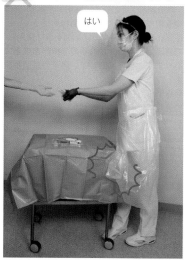

- 滅菌物使用時には，無菌操作で物品を展開して準備します．その際に誤って無菌手袋やガウンを装着していない状況で滅菌物に触れてしまうと使用できなくなります．
- その結果，実施予定の処置が遅れる，予備物品が準備できない場合には処置を中止することになり，緊急時には患者さんの病状にも大きく影響します．
- また，使用する物品を破棄することになり，ムダなコストになってしまいます．

- 物品の準備，介助をするときには，自分も滅菌手袋やガウン類を装着すると安全に実施できます．
- 滅菌物を取り出す際には，滅菌物を覆っている袋の外面は不潔なのでこの時点では滅菌手袋は使用しません．内外で清潔，不潔が分かれるので操作を慎重に行う必要があります．行程に応じて，鑷子や滅菌手袋を使用します．
- 準備が終了したら周囲の状況やスタッフの動線を考え，誤って触れて汚染しないように注意します．

【ちょっとしたお手伝いで……】

　滅菌操作を行っている途中に，急遽物品が必要になる場合があります．そのときに，清潔領域に物品を出すことを依頼され，対応する際には注意が必要です．

　急ぎの場合が多く，慌てて行うことで外包ごと物品を落としてしまう，白衣が清潔部位に触れてしまうなど目にすることがあります．

　慌てずに，丁寧に，確認しながら実施しましょう．

Memo

バイタルサイン測定①
血圧測定

看護師長直伝！ これだけは"絶対"スルナ！

「状況が整う前に測定してはイケナイ！」

　血圧測定を正しく実施する際には，患者さんの体位，活動の有無など整えてから実施する必要があります．

　体位が異なるだけでも数値が変化するため，基本的には同一体位で安静な状況で実施する必要があります．

鉄則！

- 可能な限り同じ条件で測定する．
- 測定前に前日までの測定値を把握する．
- 採血や他の処置がある場合には，その前に測定する．

> 血圧測定は，基本的には安静時の血圧を測定します．その際には可能な限り同じ状況で測定する必要があります．

NG!! ベッドに戻った直後の血圧測定

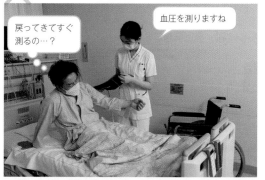

> 戻ってきてすぐ
> 測るの…?

> 血圧を測りますね

たとえば活動後であれば，その負荷の度合いによっても数値が変化します．側臥位になっている患者さんであれば，どちらの腕で測定するかによって数値が変化する可能性があります．

これが降圧薬を服用している患者さんだった場合，測定値だけを参考にしてしまうと，正しく薬剤の調整ができなくなってしまう可能性があります．

その結果，患者さんの病状が悪化したり，治療方針が定まらないなどの影響が出る場合があります．

● とくに条件を指定しての測定ではない場合，**安静時の測定
が基本**となります．

Good!! 床上安静での測定が基本！

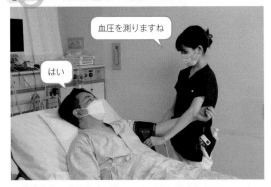

血圧を測りますね

はい

病状に影響がなければ，床上安静時に測定します．さらに
言えば，同じ時間帯で測定することが望ましいです（薬剤
の作用時間が影響するため）．
また，今までの数値を参考に測定するとムダな加圧が予防
でき，患者さんの苦痛も軽減できます．
バイタルサイン測定以外に，採血，点滴投与，傷口の処置
などがある場合には，血圧測定が終わってから実施します．
痛みなど苦痛が伴う処置の後では，血圧に影響する可能性
があります．

【自動血圧計の使用】

● 臨床現場でも，自動血圧計の使用を目にするようになりました．マンシェットを巻いて加圧するだけで測定できるため簡単に実施できますが，想定外の数値が出る場合はあります．その際には，減圧時に橈骨動脈を触れてみて下さい．

● 脈拍が触知できたときの数値を確認し，測定結果とズレがないか比較し，問題がないかを判断します．

次ページで「血圧測定」の手順と
ポイントを確認しましょう！

血液測定の手順とポイント

◆血圧の基準値

高血圧の基準
診察室血圧：140/90mmHg 以上
正常血圧の基準
診察室血圧：120/80mmHg 以下

禁忌！

- 末梢から輸液がなされている側での測定
- 動脈採血，静脈採血直後・麻痺側での測定
- 透析患者でシャントを形成してある側での測定
- リンパ郭清などをした患側での測定

◆血圧の計算
● 血圧の計算式は以下のようになります．

- 血圧＝血液量×末梢血管抵抗
- a.血圧（収縮期血圧，拡張期血圧）の基準値
- b.脈圧＝収縮期血圧－拡張期血圧
- c.平均血圧＝拡張期血圧＋脈圧×1/3

【血圧測定実施前の準備】

● 運動・食事・排泄・入浴・喫煙などの循環器系に影響を与え,
　血圧の上昇をまねく行動をとらなかったかどうか確認する.

● いつもと同じ体位,部位,マンシェットで測定しようとし
　ているか.マンシェットの幅が患者さんに適しているかど
　うか確認する.

◆マンシェットの幅

	幅	長さ
未熟児	2.5	9
新生児〜3か月	3	15
3か月〜3歳未満	5	20
3〜6歳未満	7	20
6〜9歳未満	9	25
9歳以上	12	30
成人	13 〜 17	24 〜 32
大腿での測定時	20	42

＊マンシェットの幅・長さは,一般的にはゴム嚢の幅・長さをさす

幅が広すぎる➡実際の血圧値よりも低く測定

幅が狭い➡実際の血圧値よりも高く測定

【血圧測定の手順】

● マンシェットを加圧して動脈をいったん遮断したあと，加圧をゆるめ（マンシェットの圧を抜き），動脈への血流が再開する音（コロトコフ音の I 音で，このときの圧が収縮期血圧）を確認する．

❶ マンシェットは，ゴム嚢の中心が上腕動脈の真上にくるように当てる．

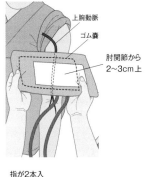

上腕動脈

ゴム嚢

肘関節から2〜3cm上

❷ マンシェットが肘窩にかかってしまうと上腕動脈を均一に圧迫できないため，肘関節から2〜3cm上に離す．

❸ マンシェットは，指がと本人る程度に巻く．マンシェットと皮膚の接地面がずれないように，マンシェットと上腕を一緒につかんで固定し，もう片方の手で巻いていくとよい．

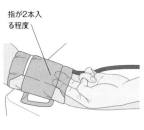

指が2本入る程度

❹ 患者さんの心臓と同じ高さにマンシェットを置き，血圧計の目盛バーは看護師の目線と水平になるように．測定部位が心臓より低いと血圧は高く，心臓より高くすると血圧は低くなる．

〈参考〉各部位の触知からわかる血圧値

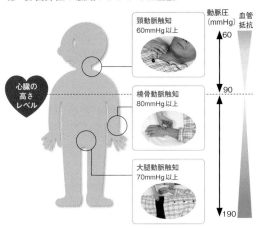

頸動脈触知
60mmHg以上

橈骨動脈触知
80mmHg以上

大腿動脈触知
70mmHg以上

心臓の高さレベル

動脈圧（mmHg）

血管抵抗

60

90

190

Memo

バイタルサイン❷
脈拍測定

看護師長直伝！ これだけは"絶対"スルナ！

「すべて同じ測定方法ではイケナイ！」

脈拍測定の部位，測定時間によって正しく測定されない可能性があります．疾患や不整脈の有無によって測定方法を考えます．

鉄則！

- 正常に脈拍を触知できる部位を選定する．
- 不整脈の有無で測定時間を検討する．
- 事前に心電図検査をしていれば波形（不整脈の有無）を確認する．

体位などによって動脈が圧迫されていないか，また患者さんが精神的緊張状態や興奮状態にないか注意しよう！

NG!! 患者さんの疾患や不整脈の有無を確認せず，30秒×2で測定

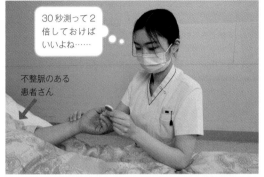

30秒測って2
倍しておけば
いいよね……

不整脈のある
患者さん

スタンダードな脈拍測定は，橈骨動脈を1分間触知して測定します．状況によっては，1分間ではなく，30秒×2や15秒×4などに変更する場合があります．
しかし，正常洞調律ではない場合は，脈圧やリズムが一定になりません．また血圧や動脈硬化の影響があり触知されずカウント漏れとなることで，実際より少ない値になっていまします．

Good!! 患者さんの状態・状況に応じて測定方法を検討する必要があります．とくに，初めての測定では注意が必要です

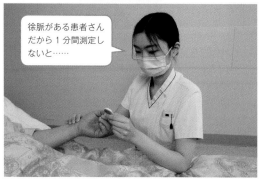

徐脈がある患者さんだから1分間測定しないと……

測定間隔に関しては，1分間でカウントします．もし事前に心電図検査を実施していれば，不整脈の有無を確認し，リズムの目安にします．正常洞調律であれば，30秒×2などへ変更を検討します．心房細動や徐脈の患者さんでは，必ず1分間で測定しましょう．

測定部位には関しては，必要に応じて左右の橈骨動脈を同時に触れてみてたり，中枢側の正中で測定してみるなど差がないか確認します．

【動脈の触知は脈拍数以外の情報も】

　動脈の触知は，脈拍数の測定だけではなく**循環動態の確認**にもなります．

　血圧の目安が測定部位でわかるのは知っていると思います（p.43参照）．それに加え，左右差や上下肢の差は，疾患の観察にも有用です．

　とくに循環器疾患で，大動脈解離や動脈破裂，動脈閉塞性疾患では重要な所見になります．

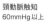
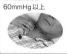

頸動脈触知
60mmHg以上

橈骨動脈触知
80mmHg以上

大腿動脈触知
70mmHg以上

次のページで「脈拍測定」の手順と
ポイントを確認しましょう！

脈拍測定の手順とポイント

脈拍測定の目的

◆患者さんの脈拍数，リズム，動脈壁の硬軟，緊張，遅速，左右差などから循環動態を知る.

【脈拍測定前の確認】

● 循環器系に影響を与え，脈拍を上昇させる行動(運動，食事，排泄，入浴，喫煙など)をとらなかったかどうか確認する.

● 体位などにより，動脈が圧迫されていないか注意する.

● また，精神的緊張や興奮状態は脈拍の上昇をまねくため，ラックスできる雰囲気をつくっているか.

● 測定を実施においては，看護師の示指，中指，環指など2～3本を使い(母指の使用は避ける)，動脈に当てる. 母指の使用を避けるのは，母指では脈の触知がわかりにくく，看護師自身の脈を感じることがあるため.

Memo

■体表から脈拍が触れる動脈

測定の実際	解剖学的部位
浅側頭動脈	浅側頭動脈 外頚動脈
外頚動脈	
上腕動脈	上腕動脈 橈骨動脈　尺骨動脈
橈骨動脈	
尺骨動脈	

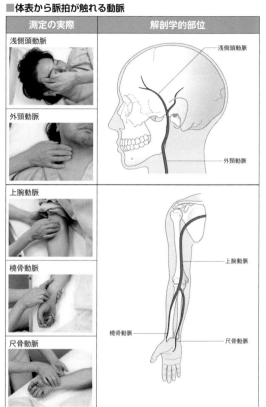

Memo

大腿動脈

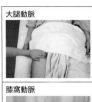

膝窩動脈

後脛骨動脈

足背動脈

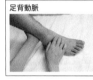

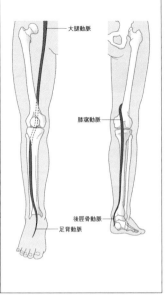

大腿動脈

膝窩動脈

後脛骨動脈
足背動脈

【脈拍の測定(回/分)のポイント】

● 脈拍数：不整脈がなければ15秒の脈拍数をカウントし，
4倍する．不整脈がある場合は正確に1分間カウントす
る．脈拍のリズム，欠損の有無，脈の強さ

● 動脈の緊張度と弾力性，動脈の走行

● 脈拍の左右差と上下肢差（上下肢の動脈に動脈閉塞など
の疾患があると左右差と上下肢差が生じる）

■脈拍の正常と異常

正常な脈拍		● 60～80回/分 ● リズムは一定の間隔で規則正しい.

拡張期
収縮期

異常な脈拍	頻脈	● 100回/分を超える心拍数をいう. ● 発熱や貧血, 低酸素状態, 低心拍出量状態(ショック)で心拍数は増加する. ● 心房粗動や心房性頻拍, 心室性頻拍などさまざまなタイプがある.
	徐脈	● 60回/分以下の心拍数をいう. ● 激しいスポーツをする選手では, 平静時50回/分をきることがある. ● 電気刺激伝導系に問題があるか, 副交感神経が刺激され優位になっている場合が考えられる. ● 心疾患でジギタリスを使用している場合, 血中濃度の上昇で徐脈がみられる場合もある.
	交互脈	● リズムは規則的ではあるが脈の大きさが1拍ごとに大小交代する. ● 収縮力が変動するような左心室不全でみられる.
	二段脈	● 通常の強い脈のあと早期収縮の小さい脈が続く. ● 心房性期外収縮や心室性期外収縮のような不整脈出現時に認められる.
	奇脈	● 呼吸は血圧に影響を与えるが, 吸気相と呼気相により脈が強くなったり弱くなったりする現象が著明な場合をいう. ● 吸気相では血圧が低下するため脈は弱くなり, 呼気相では血圧が上昇するため脈は強くなる. ● 心タンポナーデや収縮性心膜炎で認められる.
	脈拍欠損	● 実際の心収縮数より末梢での脈拍数が少ないことをいう. ● 心室性期外収縮の場合, 末梢まで循環が伝達されないために末梢での脈拍が欠損する.

吸気　　呼気

やっては
イケナイ!!

バイタルサイン❸
呼吸測定

看護師長直伝! これだけは"絶対"スルナ!

「SpO₂測定のみで呼吸測定を した気になってはイケナイ!」

SpO₂(動脈血酸素飽和度)のみの測定では呼吸測定として不十分です. 呼吸回数, 呼吸様式, 呼吸音聴取など総合的に判断が必要です.

鉄則!

- 呼吸が落ち着いていても, 呼吸回数をカウントする習慣にする.
- 状況に合わせて, さまざまな測定方法を選択する.
- 一般的な正常値だけではなく, 患者それぞれの正常時の呼吸回数を把握する.

呼吸測定を実施する際に, 呼吸回数の測定を行っていない場合があります. SpO₂はあくまでも酸素飽和度であり, 酸素の取り込み度合いがどうかの評価にしかなりません.

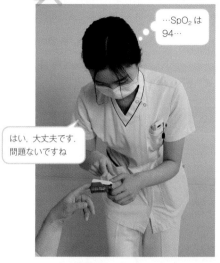

NG!! SpO$_2$の値のみで呼吸を判断

…SpO$_2$は94…

はい，大丈夫です．問題ないですね

患者を見ずにSpO$_2$の数値だけ見て正常値であっても，患者が頻呼吸で必死に酸素を取り込んでいる状態であれば正常ではありません．何が起きているか評価するには不十分だと言えます．

呼吸回数の測定は，呼吸状態を評価するうえで重要であり簡単に実施できます．ベッドサイドで胸の上がり下がりを観察することで測定できます．

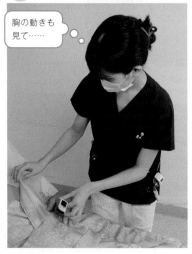

Good!! SpO₂の値とともに，胸郭の動きを確認して測定

胸の動きも見て……

呼吸苦のある患者さんは呼吸回数が多くなります．これは私たちも同様です．運動をして体内の酸素が不足しているときには，呼吸回数を増やして補おうとしますね．
胸の運動が観察しにくい場合には，軽く手を当てたり，聴診器を使用して呼吸音を聴取することでカウントが可能です．安静時の呼吸回数をその患者さんの正常値としてカウントし，そこからの増減で評価します．

呼吸測定のワンポイント

● 呼吸測定時に患者さんとの会話が発生すると，正しく回数がカウントできません．しかし，「呼吸を測定します」と伝えると意識的に呼吸をしてしまう患者さんが多く，これもまた正しくカントできません．

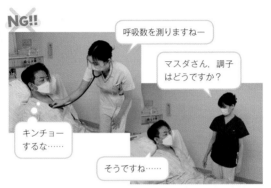

● 血圧測定や腸蠕動音の聴取など，他のことをするときにリラックスするように伝えると呼吸への影響が緩和されます．その際に呼吸回数もカウントすると，正しくカウントできることが多いです．

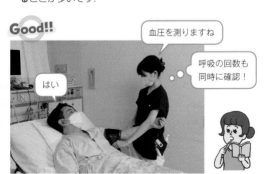

呼吸測定の手順とポイント

【呼吸測定・観察内容】

①呼吸数：1分間測定(回/分)

※呼吸は2倍法(30秒の呼吸回数×2)は誤差が生じるため，基本的に使用しない.

■正常呼吸数の基準値 (回/分)

成人	学童	幼児	乳児	新生児
15～20	20～25	25～30	30～35	35～40

②呼吸のリズム

名称	リズム	呼吸数	1回換気量	分時換気量
正常呼吸	∧∧∧∧∧∧	―	―	―
頻呼吸	∧∧∧∧∧∧∧∧	↑	―	↑
徐呼吸	∧　∧　∧	↓	―	↓
過呼吸	∧∧∧	―	↑	↑
減呼吸	⌒⌒⌒	―	↓	↓
多呼吸	∧∧∧∧∧	↑	↑	↑
少呼吸	⌒　⌒	↓	↓	↓
浅(速)呼吸	∧∧∧∧∧∧∧	↑		↑↓

※↑：増加，―：正常，↓：減少

③呼吸パターン

頻呼吸（速呼吸）	深さは変わらず呼吸数のみ増加する（25回以上/分）
徐呼吸（遅呼吸）	深さは変わらず呼吸数のみ減少する（12回以下/分）．呼吸中枢の興奮性低下
過呼吸（大呼吸）	呼吸数は変わらず深さが増加する
減呼吸（浅呼吸）	呼吸数は変わらず深さが減少する
無呼吸	呼吸の完全停止が10秒以上続く
チェーン-ストークス呼吸	過呼吸と無呼吸が規則的に交互にみられる呼吸
ビオー呼吸	一定の数と深さで続く呼吸期と無呼吸期が交互に現れる呼吸
クスマウル大呼吸	規則的，異常に深くてゆったりした呼吸
あえぎ呼吸	深い吸息と速い呼息が続き無呼吸となる（魚が陸で口をパクパクさせる様子に似ている，死亡直前）
鼻翼呼吸	吸気時に鼻翼が広がり，呼気時に鼻翼が縮まる呼吸（死亡直前，など）
下顎呼吸	呼気時に下顎で空気を飲み込むような呼吸（死亡直前）

Memo

57

【呼吸測定前の確認】

● 呼吸パターン，体格，服装などにより観察しにくいことがあるため，観察しやすい部位を事前にみつけておく．

胸式呼吸の場合…肩や胸郭の動き

腹式呼吸の場合…腹部の動き

● 活動後では酸素消費が大きく，呼吸回数も安静時より多くなるため，測定前は5分以上安静にした状態を保ってもらう．

● また，呼吸は意識的に調節できること，測定されているとわかると自然な呼吸になりにくいことから，なるべく患者さんに気づかれないように測定・観察を行う．

● 意識障害があり呼吸が浅く，呼吸数がわかりにくい場合は，瞳孔計などの金属類を鼻下に置いて呼気時に曇る現象を用いたり，ティッシュペーパーの切れ端を鼻下に置いてそれが揺らぐことで測定するなど，工夫が必要である．

【呼吸音聴診の準備】

● ベル面は強く当てると低音を減衰させてしまうため，体表に軽く当てる．

● 膜面はやや強く当てて体表に密着させると，膜が低音をカットしてくれる．

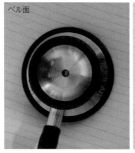

ベル面

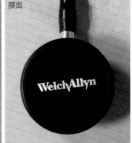

膜面

呼吸音の聴診のポイント

【前胸部聴診】

● 胸部側方の聴診を加えるため，両手を腰に当て背筋を伸ばした姿勢をとる．

● 肺尖部を聴診するために鎖骨上方から始め，必ず左右を聴き比べる．「1部位最低1呼吸」を原則とし，吸気相と呼気相の両方を聴診する．

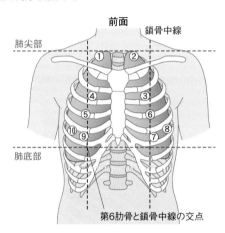

第6肋骨と鎖骨中線の交点

①②：肺尖部の鎖骨上を聴診する

③④：上肺野を聴診する

⑤⑥：中肺野を聴診する

⑦〜⑩：下肺野を目安にやや側方と側胸部を聴診する

＊聴診の順序はこの限りではない．肺葉を意識した聴診が重要！

◆前胸部のチェックポイント

【正常呼吸音】
□呼吸音の強弱はどうか
□左右差がないか
□呼吸音の性質(音調[ピッチ])はどうか

【異常呼吸音(副雑音)】
□異常呼吸音が聴診される部位はどこか
□呼気相・吸気相のどちらで聴診されるか
□呼気相・吸気相のどの時期に生じるか・連続性か断続性か

【側胸部の聴診】

● 前胸部の聴診に続けて,側胸部からの聴診を加える.側胸部をしっかり観察するために,患者さんに腰に手を当ててもらう.

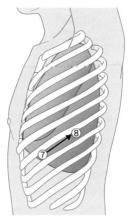

【背部聴診】

● 患者さんに少し前かがみになってもらい，手で肘を抱えて
もらう.

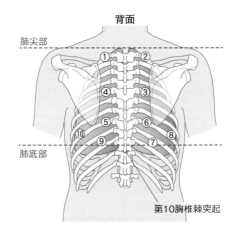

背面

肺尖部

第10胸椎棘突起

肺底部

①②③④：上肺野を目安に聴診する

⑤⑥：下肺野上部を目安に聴診する

⑦⑧⑨⑩：下葉下部を目安に聴診する

＊肩甲骨を避けて聴診する.

＊肺底部は第10胸椎棘突起を目安とする.

聴診の記録は一定の内容で記録する.

＊呼吸音は経時的な観察が必要であり，視診や打診を加えた体系的な一定の
記載方法が重要！

◆呼吸音の分類

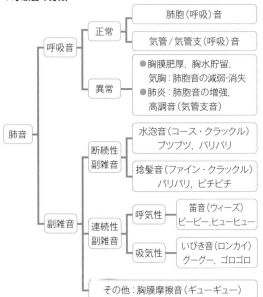

◆呼吸音聴診所見の記載法

聴診部位	胸郭前面・背面・側面, 肺尖部, 上葉・中葉・下葉, 両側性・一側性
呼吸音の強弱	強い・弱い, 消失・減弱・増強など
出現パターン	呼気相・吸気相, 早期・終末・全相性
音調（ピッチ）	高調・中調・低調, 連続性副雑音・断続性副雑音・胸膜摩擦音

SpO₂（経皮的動脈血酸素飽和度）

重要！

● ショック状態で末梢循環障害を呈している場合，脈波がほとんどみられない場合，測定部位に色素沈着がある場合，低体温や血管収縮，低心拍出量などを呈している場合などでは，正しく測定ができないため注意．

SpO₂測定のポイント

● SaO₂（動脈血酸素飽和度）≒SpO₂（経皮的動脈血酸素飽和度）と考えればわかりやすい．これは酸素分圧とS字状の曲線で表されるような相関関係にある．この曲線を酸素解離曲線という．

● 酸素飽和度は酸素分圧によって規定され，酸素飽和度がわかれば酸素分圧がどれくらいなのか推測することができる．

■酸素解離曲線

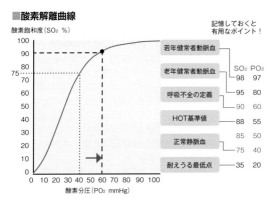

SpO₂測定時の注意点

☐ 指にきちんと装着されているか？

☐ 測定部位が血液循環不全になっていないか？（末梢循環不全，過度な圧迫など）

☐ 体動はないか（シバリングや振戦など）

☐ 爪にマニキュアなどを塗っていないか？

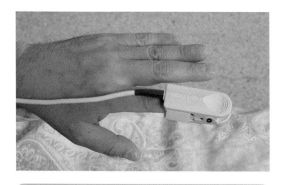

パルスオキシメーターは，病棟では日常的に使用されていますが，看護師が数値以外に見落としがちな点があります．とくに常にパルスオキシメーターを装着している患者さんでは，パルスオキシメーターのつけっぱなしにより蒸れて臭いを発しているケースがあります．必ず確認し清拭しましょう．

また，放置してしまうと患者さんが不快になることもそうですが，MDRPU（医療関連機器圧迫創傷）などのスキントラブルを起こしかねません．

意外に見落としがちですので注意しましょう！

Memo

バイタルサイン❹ 体温測定

看護師長直伝！ これだけは"絶対"スルナ！

「通常の状態・状況でないときに 測定する」

体温測定の部位はさまざまありますが，測定時に通常の状況になっていない場合には，その値は正しいものではありません．

鉄則！

● 測定部位の状況を確認する．
● 通常と違う場合には整えてから測定する．
● 状況によって使用する体温計を使い分ける．

臨床あるある

体温計を腋窩に測定し計測を待っている間にも，他のバイタルサイン測定や処置を行うことがあります．また，他の患者さんに呼ばれてその場を離れることがあります．その際に体温計を挟んでもらっていることを忘れてしまい，そのままになってしまうことがあります．

体温計のケースを自分のワゴンに置くなどして，体温測定をしていることを忘れないように注意します．

臨床現場では多くの場合，腋窩で体温測定を行います．

NG!!　クーリングしていた腋窩で体温測定

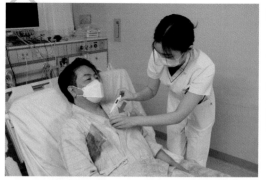

なかでも多いミスとして，汗で濡れているのに気づかずに測定してしまうケースやクーリングをしていた直後の腋窩で測定してしまうケースがあります．これらは，低く計測されたりエラーとなることがあります．
また非接触型の体温計を使用する場合には，外部環境に大きく影響を受けます．皆さんも体験していると思いますが，冬の寒い時期にお店に入って額で計測され結果が35℃．ある程度環境が整うまで，正しい値は計測されませんね．

腋窩での測定時には，患者さんに声掛けするか実際に触れて確認します．

Good!! クーリングしていない方の腋窩で測定

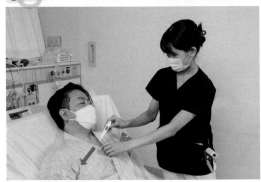

汗で濡れている場合には，しっかり拭き取ってから測定します．
腋窩でクーリングをする場合には注意が必要です．当然クーリングしている部分は冷やされるので低く計測されますので，両方の腋窩を同時にクーリングすると，その後の測定が困難になります．複数個所をクーリングする場合には，鼠経部などでクーリングを行うなど工夫します．

p.72で「体温測定」の手順とポイントを確認していきましょう！

Memo

体温測定の手順とポイント

◆発熱の区分

低温（虚脱熱）	36.0℃未満
平熱（健常熱）	36.0～37.0℃
軽熱（微熱）	37.0～37.9℃
中等熱（中熱）	38.0～39.0℃
高熱	39.0～40.5℃
最高熱（著高熱）	40.5～41.5℃
過熱（過高熱）	41.5℃以上

【腋窩温測定】

体温計を体軸に対して30～45°の角度で，センサー部が腋窩の最深部に位置するように挿入．

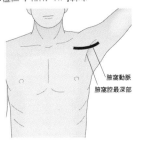

腋窩動脈
腋窩腔最深部

- 腋窩部の皮膚を密着させるためには，測定側の肘をもう片方の手で中心部へ引き寄せるとよい．患者さんには挿入した側の肘を90°曲げて，前腕部を腹部の上に乗せてもらえば楽に腋窩を締めることができる．
- 患者さん自身に体温計を腋窩に挿入してもらった場合や，

患者さんの衣服で体温計の角度が目視できない場合は，衣服の上から体温計を手でつかみ，体温計の角度を確認する.

- 麻痺がある場合は患側，側臥位の場合は下側の腋窩は避ける.
- 咳嗽や呼吸困難がある場合は，口腔温測定は避ける.
- 直腸疾患や肛門疾患がある場合は，直腸温測定は避ける.

【直腸用体温計の挿入法】

乳児の場合

- おむつを外し，看護師は利き手の反対側の手で肛門括約筋の収縮により体温計が動くことを回避するために乳児の両足首を持ち，利き手で体温計を2〜3cm挿入する

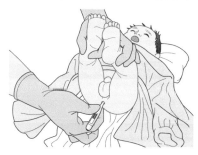

①体温計を挿入したら，そのまま手で把持し，測定終了の電子音が鳴るまで待つ.

②測定終了後は，体温計を肛門から抜き，肛門部をティッシュペーパーで軽く拭き，体温計も拭く.

＊直腸内に挿入された体温計は肛門周囲の皮膚に触れる可能性があるため，患者さんの不快感を除去する意味でも重要.

③直腸内に挿入した体温計は，大腸菌による感染を予防するため，その都度洗浄する.

＊浸漬可能な電子体温計の場合は，1.5％クレゾール（中水準消毒薬）液などで消毒する.

バイタルサイン❺
意識

　意識障害の状態を指標化して表されたもので，**3-3-9度方式**(JCS：Japan Coma Scale)とグラスゴー方式(GCS：Glasgow Coma Scale)が一般的に使用されている.

◆ Japan Coma Scale（ジャパン・コーマ・スケール 3-3-9度方式）

● JCSは，覚醒の有無で3段階に分け，さらにその中で刺激に対する反応で3段階ずつに分けることで合計9段階に分類して評価する. これは覚醒状況と刺激に対する反応を同時に評価している.

Ⅰ 刺激しないでも覚醒している状態
1 だいたい意識清明だが今ひとつはっきりしない
2 見当識障害がある
3 自分の名前，生年月日が言えない

Ⅱ 刺激をすると覚醒する状態
10 普通の呼びかけで容易に開眼する
20 大きな声または，体を揺さぶることにより開眼する
30 痛み刺激を加えつつ，呼びかけを繰り返すとかろうじて開眼する

Ⅲ 刺激をしても覚醒しない状態
100 痛み刺激に対し払いのける動作をする
200 痛み刺激で少し手足を動かしたり，顔をしかめたりする
300 痛み刺激に反応しない

JCSは，Ⅰ桁からⅢ桁へと数値が大きくなるほど意識障害は高度となり，障害の程度を臨床現場で一般的・簡便に把握できる.
また，意識障害の特殊型として，無動性無言と失外套症候群がある. これらは，開眼してあたかも覚醒しているように見えながら発声がなく，眼球運動を除いて自発的な身体の動きがない病態である.

◆グラスゴー方式（GCS：Glasgow Coma Scale）

GCSは「開眼機能(Eye)」「言語機能(Verbal)」「運動機能(Motor)」を用いて表現する．これは，覚醒状況と刺激に対する反応を別々に評価していて点数が低いほど状態が悪いことを示す．最良で15点，最悪で3点となる．

重症度を判定するには，合計点だけではなく，内訳をみることも大切である．

開眼（E）eye opening		言語機能(V) verbal response		運動機能（M）motor response	
自発的に開眼	4	正確な応答	5	命令に従う	6
呼びかけにより開眼	3	混乱した会話	4	疼痛刺激を払いのける	5
疼痛刺激により開眼	2	不適当な言語	3	疼痛刺激に対して四肢屈曲・逃避	4
開眼しない	1	理解不明の声	2	痛刺激に対する四肢異常屈曲（除皮質硬直）	3
		発語なし	1	疼痛刺激に対する四肢異常屈曲（除脳硬直）	2
		気管内挿管・気管切開	T	まったく動かない	1

GCSでは，合計スコアが低いほど重症度は高くなり，またスコアが同じでも病態は異なるため，開眼・発語・運動の3要素それぞれを数値で把握する．呼びかけに対する反応だけでなく，発語や運動機能を合わせてみるため，患者の予後とよく相関するスケールとされている．

◆対光反射の確認方法

● 患者の視野の外側から，ペンライトを動かして光をすばやく視野内に入れ，瞳孔の大きさを観察する（**直接反射**）．このとき，必ず光を当てていない側の眼の瞳孔も観察する（**間接反射**）．

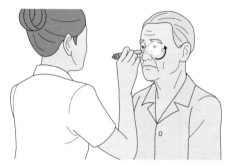

ペンライトは，観察する眼の外側から当てることが重要！ 内側から当ててしまうと，反対側の眼も光をとらえてしまい，正確に確認できない！

■直接反射

光を当てた側の瞳孔を見る

■間接反射

光を当てていない側の瞳孔を見る

左右の視神経は視交叉でつながっているため，片方で縮瞳が起こり，反対側の瞳孔も縮瞳すれば正常といえる．

光を当てていない側「間接反射」の確認をつい忘れがち．
必ずそれぞれを確認しましょう！

◆瞳孔の正常・異常と障害部位

正常
- 直径3〜4mm
- 眼球が正中
- 左右の大きさが同じ

両側縮瞳（軽度）
- 直径2〜3mm
- 対光反射（＋）
- 低血糖などの代謝異常，あるいは間脳障害

両側縮瞳（重度）
- 直径2mm以下
- 橋出血，脳幹部梗塞，麻薬などの中毒

中間位
- 直径4〜5mm
- 形は不正円形
- 対光反射（−）　　●中脳障害

両側散瞳
- 直径5〜6mm
- 対光反射（−）であれば，重度の低酸素状態
- 対光反射（＋）であれば，交感神経作動薬の可能性

瞳孔不同
- 左右差が0.5mm以上ある
- 動眼神経麻痺

※瞳孔に左右差がある場合やはっきり測定できない場合は，左右ともに測定する．

移動・移送

看護師長直伝! これだけは“絶対”スルナ!

「患者に点滴スタンドを押してもらっての移動はしてはイケナイ!」

持続点滴をしている患者さんの移送時に，点滴スタンドを押してもらう場面があります．

患者さんによっては保持が困難で点滴スタンドが倒れて，ケガをするリスクやルートの事故抜去，輸液ポンプの破損などにつながる場合があります．

鉄則1

● 点滴スタンドを患者さんが保持できる状況かどうか判断する．
● 状況に応じて移送方法を使い分ける．
● バランスを崩しやすい状況では，スピードを落としてゆっくり移動する．

> **隠れたリスク**
>
> ● 必ずではありませんが，点滴スタンドの種類，使用状況，管理方法により，タイヤの動きに違いがある場合があります．
> ● 一番は使用するタイミングが望ましいですが，タイヤがスムーズに進み方向も変えられるか自分で試してみましょう．意外にモノによって個体差がありますよ．

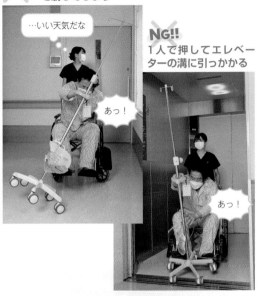

バランスが崩れると支えることができず、多くの場合は点滴ポールが倒れてしまいます。倒れる向きによっては、患者さんに直接当たってしまいけがをする可能性があります。

また、輸液ルートにテンションがかかり、中心静脈カテーテルなどの事故抜去につながってしまいます。輸液ポンプを使用している場合には、バランスを崩しやすく、倒れた場合は破損につながります。

Good!! 看護師がスタンドを
支えながら移動

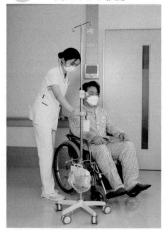

Good!!

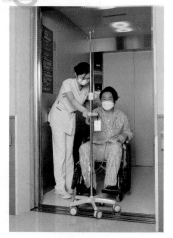

Good!! 2名で役割分担

Good!! 車椅子の背面にスタンドを移動

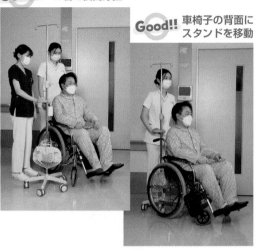

1人でもってコントロールするのは，私たちでもかなりの力が必要になります．患者さんの状況や点滴スタンドにぶら下がっている点滴の重さなどから，保持して座っていられるか評価します．

困難な場合には，車椅子を押す，点滴スタンドを支えると役割を分け2名で担当することが望ましいです．しかし臨床現場では，人員的に困難な場合が多いです．状況に合わせて，車椅子に装着できる点滴スタンドを使用する，輸液ルートの長さが届く状況であれば，車椅子の背面に点滴スタンドを移動させ自分で支えるなどの方法を検討します．

「移送時の不安や羞恥心への 配慮が不足してはイケナイ！」

ストレッチャーでの移送時は，患者さんの視界は天井がほとんどになります．ずっと上を向いているため，どのような環境を移動しているのか，どこに向かっているのかなど説明が不足すると不安が強くなります．

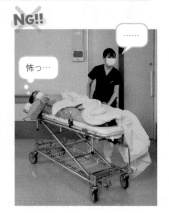

NG!!

怖っ…

……

進行方向を見ながら移動している看護師とは違い，患者さんは何があるかわからない状況です．ストレッチャーの幅は狭く，移動スピードもとても速く感じます．通路を曲がるときには，速度がついているとストレッチャーから振り落とされるようにも感じます．
またちょっとした段差でも振動を強く感じ，痛みが発生する場合もあります．
病衣がはだけている，容姿が整ってない，尿道カテーテルが挿入されているなど，さまざまなことに羞恥心を感じていることがあります．

Good!! どちらの方向に曲がるかなど細かく声をかけ，不安を軽減する．羞恥心に配慮して移送している

右に曲がりますね

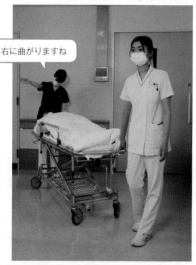

移動時には，曲がる，段差がある，エレベーターに乗るなど細かく声を掛けます．移動スピードに関しては，実際に速く感じていないか確認しながら調整します．
事前に十分な説明や配慮をする，移動時には細やかに声を掛ける，スピード感は実際にどう感じているか確認しながら調整する，といったことが重要です．

挿入されているドレーン類，モニター類，検査や治療に必要な物品や書類なども一緒に移動することが多くあります．その際に，ストレッチャーの上に乗せなくてはいけない場面もあります．

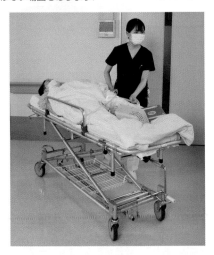

必ず患者さんに説明し，身体に触れていないか確認します．確認もせず掛物の上にどんどんと乗せることのないようにしましょう．

次ページで「移動・移送」の手順と
ポイントを確認していきましょう！

Memo

移動・移送の手順とポイント 「車椅子・ストレッチャー」

重要！

- 臨床現場では，患者は点滴やドレーンを挿入している場合があります．移動・移送時は，点滴やドレーンの接続がはずれないように固定を確認・補強しておく．
- 患者さんにとって，自分の意思と関係なく動くことは思った以上に不安が大きい．動作を開始前には声をかけ，不安の軽減に努める．
- 車椅子やストレッチャーは，小さな振動でも体に響き，患者さんに不快感を与える．移送の速さや振動を最小限に抑える．
- 移動時は，転倒・転落などの大きな事故につながらないように，必ずブレーキをかけているか確認する．

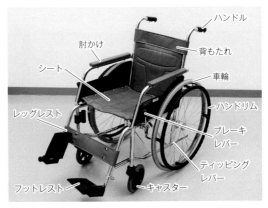

ハンドル
肘かけ
背もたれ
シート
車輪
レッグレスト
ハンドリム
ブレーキレバー
ティッピングレバー
フットレスト
キャスター

車椅子での移送

- ベッドから車椅子へ移乗する場合は，移動距離をできるだけ短くするため，ベッドに対して30°となるように車椅子を配置する．車椅子が平行だと，フットレストがジャマになり，角度が大きいと移動距離が長くなってしまう．

- 車椅子乗車時に直接フットレストに足をかけて乗ると，体重がフットレストにかかり，重心が偏って車椅子が倒れる危険性があるため，フットレストは上げておく．

ベッドから車椅子への移乗のポイント

【全介助の患者さんの移乗】

❶患者さんの上体を起こし，ベッドの端に浅く腰かけさせる．

❷患者さんと向かい合い，患者の両足の外側に片足(左足)を置き，車椅子に近い方の足(右足)は車椅子の外側に置く．

　➡膝折れ防止のために，介助者の足で患者さんの膝を固定する方法もある．

❸患者さんの骨盤部を手前に引き寄せ，上半身を前傾させて，患者さんの両腕を看護師の肩か腰に回してもらう．介助者の肩にもたれるように重心を移動させる．

　➡立ち上がる際には，たとえば「イチ・ニ・サン・ハイ！」などと声掛けする．

❹患者さんの腰に腕を回して脇を締め，しっかり3点で患者さんを支える．

　➡患者さんの上半身が前かがみ(前傾姿勢)になるよう，持ち上げるのではなく，前に引くように抱える．

❺そのままの姿勢（足を踏み変えない：ここでは右足）で回転する．

　➡回転は，一方の足はベッド側，もう一方の足は車椅子の外側に向けて，両足を広く開いた状態で安定を保つことで，足を踏み変えることなく行える．足を踏み変えると，一瞬，片足立ちになり，体重の重い患者さんの場合，支えきれずに転倒する危険性がある．

❻ゆっくり車椅子に座らせる．このとき，患者さんの腸骨部下方を手で押すと，容易に腰を曲げることができる．

❼車椅子に深く座らせる．

※車椅子に深く座らせるためのポイント

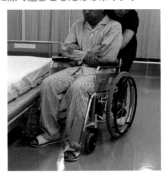

患者の背後に回り，患者に腕を組ませ，脇の下から手を入れる．
肘に近い部分を持って患者の上体を手前に引き寄せる．可能であれば，患者に前傾姿勢をとってもらうと身体がコンパクトにまとまり，少ない力で移乗の介助ができる．その後，フットレストに患者の足を乗せ，深く座れたかどうか確認し，調整する．
※この方法は，患者の姿勢がくずれたり，車椅子からずり落ちそうになったりした場合にも使用できる．

引用・参考文献
竹尾惠子監：看護技術プラクティス第4版. Gakken, 2023.

【片麻痺の患者の移乗】

❶健側下肢を患側下肢の下に入れてベッドの外まで支えながら出し，ベッド上で端坐位にする．起き上がるときには，腰をなるべく前方にずらしておく．

❷健側上肢で車椅子のアームレストの遠い側を持ち，健側下肢に体重をかけて立ち上がる．

➡遠い側のアームレストを持つのは，患者さんが前傾姿勢になることと，車椅子のアームレストを持ち替えずに座れるため．

❸健側下肢を軸にして身体を回転させ，車椅子に座る．

車椅子からベッドへの移乗のポイント

❶車椅子への移乗時と同様に，ベッドが患者さんの健側の斜め前方約30°にくるように車椅子をつけて，ブレーキをかける．

➡患者さんからみて，移乗先が常に健側の斜め前方になるようにする．

❷ベッドに健側の手掌を置き，健側上肢で体重を支えながら立ち上がる．

❸ベッドに置いた手掌を枕の方にずらして，ベッドに腰を下ろす．

❹上体をベッドに寝かせたら，健側下肢で患側下肢を支えてベッド上に上げ，まっすぐになるように下ろす．

➡ 段差の昇降段差を越える場合

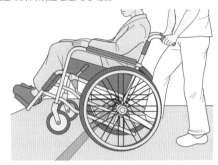

ティッピングレバーを踏み，てこの原理を利用して前輪を持ち上げ段に乗せる．前進し後輪が段にあたったら，グリップを持ち上げ後輪を段に乗せる．段差を下りる場合は，後ろ向きになり，ゆっくりと後輪を下ろしてから，前輪を下ろしていく．

➡ 坂道の移送

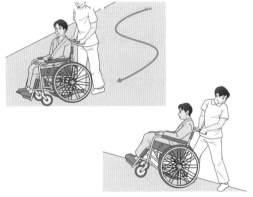

下り坂が緩やかな場合は，大きく蛇行しながら，車椅子を引くようにしてスピードが出ないようにして前進する．傾斜が急な場合は，車椅子を後ろ向きにし，後方に注意しながらゆっくりと進んでいく．

ストレッチャーでの移送

❶ ベッドからストレッチャーへ移動する場合は，まず患者さんの体の下に移動用のマットまたはバスタオルを敷く．

❷ ストレッチャーをベッドと平行にし，ベッドと同じ高さかやや低めに置き，ベッドの両サイドに看護師が1〜2名立つ．

❸ 患者さんには両上肢を胸のあたりで組んでもらい，看護師は動作を合わせて移動用マットまたはバスタオルを持ちベッドの端まで水平に移動させる．

❹ ベッドの高さに注意し，移動用マットまたはバスタオルを保持したままストレッチャーの中央へ移動させる．

❺ ストレッチャーでの移送は2名で行い，足側を前にして進む．方向転換が必要な場合は頭側を軸にして足側を回転させる．

❻ 上り坂の場合は，頭部を後ろにすると頭が下がり，血圧の変動や気分不快を起こす可能性があるため，頭側を前にして進む．

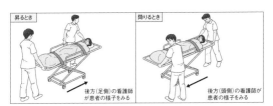

昇るとき　後方（足側）の看護師が患者の様子をみる

降りるとき　後方（頭側）の看護師が患者の様子をみる

食事介助

 看護師長直伝！ これだけは"絶対"スルナ！

「患者さんのペースになっていない、はイケナイ！」

食事介助をするときには、患者さんのペースに合わせて介助します。

しかし、多忙を理由に看護師のペースになりがちです。それにより、誤嚥、嘔吐、食欲の低下などをまねく可能性があります。

食事介助の鉄則！

- 患者さんの咀嚼、嚥下機能を把握する。
- 介助する際には、1回量が多くならないように注意する。
- 確実に嚥下し口腔内に食残がないことを確認する。
- コミュニケーションを取りながら、患者さんのペースに合わせる。

NG!! 1回量が多すぎる

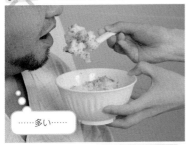

……多い……

……大きい……

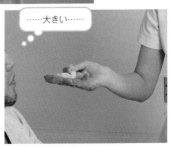

- 食事介助を看護師のペースで行うと，咀嚼や嚥下が十分に行えず誤嚥や嘔吐のリスクが高くなります．イメージとして，早食いをしてむせ込んでいるような状況です．その結果，誤嚥性肺炎になる可能性が高くなります．
- また，食事をゆっくり楽しむことができず，食事への欲求も低下してしまいます．

Good!! 1回量，ペースが適切

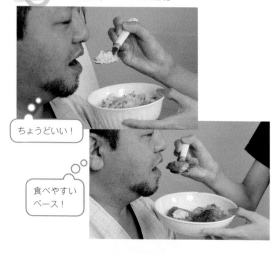

ちょうどいい！

食べやすい
ペース！

　食事介助をする際には，他のスタッフと業務調整し，ゆっくり介助できる環境にします．

　口に食べ物を運ぶ際には，口腔内に食残などないか確認します．

　しっかり咀嚼する時間を確保し，嚥下を確認してから次の食べ物を口に入れます．

　使用するスプーンなども小さめの物から使用し，1回量が多くならないように工夫します．

　コミュニケーションが可能な場合には，食べる順番や量を相談します．どうしても介助中に他の要件で中断する場合には，嚥下を確認してからにします．

●こんなときどうする？

自分が介助しても食べてもらえない

　食事の介助方法で，食べやすさが違ってきます．患者さんのペースもありますが，丁寧かどうか，自分の食べたい順番で食べさせてくれるかなど，さまざまな要素があります．

　毎食食事介助をしてもらうと，患者さんの中でも看護師の合う，合わないがあるはずです．患者さんに合わせて，できるだけ楽しい食事の時間となるように工夫しましょう．

次ページで「食事介助」の手順
とポイントを確認しましょう！

食事介助の手順とポイント

重要!

● 食事介助の最大の目標は,「食事中に誤嚥しないように介助する」ことである.

● 高い位置から介助すると顎が上がり,誤嚥しやすくなる.

● 口の中に食物が残ったままさらに食べ進めたり,話したりすることは,むせや誤嚥のリスクを高める.

● 疲労から誤嚥する可能性もあるため,介助の際には十分に留意して行う.

【物品準備】

①特殊な食事用具や自助具

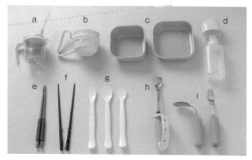

①a.ストロー付きコップ　b.取っ手が大きいコップ　c.裏ゴム付き食事用具(滑らない食事用具)　d.吸い口付きボトル　e.滑り止め付き箸f.クリップタイプの箸　g.にぎりやすい樹脂製のスプーンやフォークh.スポンジ付きスプーン　i.スプーンとフォーク
②食事用エプロン　③手拭き　④ティッシュペーパー
⑤滑り止めシート　⑥口腔ケア用品(歯みがきまたは含嗽剤)

【食事介助の準備】

● 患者さんの体位は，可能な範囲で起坐位に近づける.

● 枕やタオルを使用して顎が上がらないように頭部を安定させ，頸部は前屈位をとる.

● 殿部の位置が適切かどうか確認．シーツや衣服のしわは，体位を不安定にさせたり，不快感をまねくため，背部でシーツや衣服がしわになっていないかどうか確認する.

● 介助者は，患者さんと目の高さが同じになるように，椅子に座る.

● 食事は，患者さんの左にご飯，右に汁物が並ぶようにセッティングする．左利きの場合も同様.

【食事介助の手順】

① 食事中，食物を口に運ぶときは，正面から口の中にまっすぐに入れる.

② スプーンなどを抜くときは口唇を閉じてもらい顎が上がらないよう水平に抜く.

③ 嘔吐反射をまねくおそれがあるので，食物を奥まで入れすぎない.

④ 口の中に食物が残っていると，誤嚥のリスクが高まる．1回に口に入れる量は少なめにし，口の中の食物を飲み込んだことを確認してから，次の食物を勧める.

⑤ せかさずに患者のペースに合わせた介助が大切ですが，長時間の食事摂取は，疲労をまねく.

⑥ 食後は，食欲が低下していないか，口腔内に食物残渣がないか，食べこぼしの量，むせや咳嗽がないか，呼吸音，疲労感がないかなどを観察する.

⑦ 逆流による誤嚥性肺炎を予防するため，食後1時間程度は，上半身を挙上した姿勢をとる.

こんなときは？

➡嚥下障害がある場合

● 水分はとろみをつけたり，ゼリーやプリンなど，嚥下しやすい食形態を選択する．とろみ食は，密度が均一で咽頭・喉頭を食物が通過する際に変形しやすく，バラバラになりにくく，嚥下しやすい食事形態である．

● とろみをつけた水分ゼリーは咽頭・喉頭を通過するときに，変形しやすくバラバラになりにくい．

➡ヘッドアップが不可能な場合

● できるだけ頸部を前屈した姿勢をとる．

● 自力摂取が可能な場合は，おにぎりやパンなど，手でつかんで食べられるものを用意し，食器を患者さんの取りやすい位置にセットする．

● 必要時は鏡などを使用して，患者さんが食事内容を確認できるようにする．

➡麻痺のある場合

● 麻痺側の口腔内に食物が残りやすいため，介助するときは健側に座る．

● 麻痺側に体が傾いてしまうため，枕などを使用して姿勢を整える．

● 食器が滑らないように，食器の下に滑り止めマットを敷くなど工夫する．

➡認知機能障害がある場合

● 注意力が散漫になりやすいため，テレビなどを消して食事に集中できる環境を整える．

■嚥下障害がある場合の体位のポイント

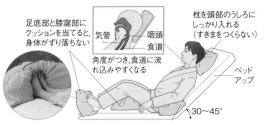

足底部と膝窩部に
クッションを当てると,
身体がずり落ちない

気管
咽頭
食道

角度がつき,食道に流
れ込みやすくなる

枕を頭部のうしろに
しっかり入れる
(すきまをつくらない)

ベッド
アップ

30〜45°

■麻痺のある場合の介助

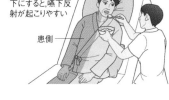

首をある程度自由に動かせる
状態にクッションで設定

患側を上,健側を
下にすると,嚥下反
射が起こりやすい

患側

Memo

口腔ケア

看護師長直伝! これだけは"絶対"スルナ!

「どこまで介助が必要か
把握していない，ではイケナイ!」

　口腔ケアの実施は，洗面所などを使用して自力でできない
患者さんに行います．

　ケアの程度は個人差があり，どこまでの介助が必要か把握
しておく必要があります．

口腔ケアの鉄則！

● 患者さんが自分自身でどこまでできるか評価する．
● 本人の訴えだけではなく，必要に応じて他職種からの情報
　も含めて評価する．
● ケア方法の検討は，安全面も考慮して介助の度合いを高く
　して始め，徐々に下げてく．

NG!!

- 患者さんの状態によって，どこまで介助が必要か違ってきます．たとえば，自力でうがいができない患者さんであれば，洗浄して吸引する準備が必要です．
- 歯ブラシがうまく動かせなければ，ブラッシングの介助が必要になります．
- うがいができないことを知らずに水を口に注いでしまうと，むせ込んだり誤嚥の原因となることがあるので注意が必要です．

Memo

Good!!

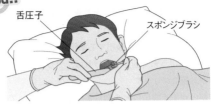

舌圧子

スポンジブラシ

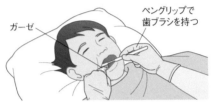

ガーゼ

ペングリップで
歯ブラシを持つ

- 口腔ケアの介助度を正しく把握する必要があります.
- 入院中の患者さんであれば,今までのケア方法を継続して行います.入院して間もない場合や状態が変化した場合には,ADL,理解度,治療上必要な制限を確認して介助方法を検討します.
- 介助方法は,介助の度合いを高くして始め,患者さんができることを確認して下げていくほうが安全性は高くなります.
- 咳嗽や嚥下機能の情報が必要な場合には,理学療法士(PT)や作業療法士(OT)などの意見も参考にします.

●こんなとき，どうする？

水分制限がある患者さんの対応

　患者さんの状態や治療方針によって，水分摂取を制限する場合があります．心不全の治療や術後の合併症予防などの患者さんに多いかもしれません．

　そのような場合，実際にあるケースとして，うがい用の水を飲んでしまうことがあります．誤っての場合もありますが，意図的な場合もあります．

　その後の病状の大きく影響する場合があるので，十分な説明と必要に応じて立ち会って飲んでいないことを確認します．

次ページで「口腔ケア」の手順とポイントを確認していきましょう！

口腔ケアの手順とポイント

【唾液分泌促進による効果】

● 唾液は，消化作用，粘膜潤滑作用，抗菌作用，食べ物の凝集作用，エナメル質再石灰化などさまざまな機能を持ちます.

● 唾液分泌量が減少すると，唾液中の抗菌物質の減少や自浄作用の低下により，口腔内細菌が増え，う歯や歯周病，舌苔など，口腔内の障害や呼吸器感染症が発生する危険が高まります.

● 睡眠中は唾液分泌が減少するため，就寝前の口腔ケアが誤嚥性肺炎の予防に効果的です.

ブラッシングのポイント

● 口腔内の汚れの原因は，食物残渣，分泌物，歯垢（プラーク），細菌などさまざまですが，歯や義歯に存在する細菌はバイオフィルムとなり，強固な力で歯に付着します.

● このバイオフィルムは，歯ブラシを用いた機械的な摩擦でのみ除去できるとされています.

■スクラッピング法

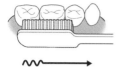

歯ブラシの毛先を歯と歯肉の境目に直角にあて，前後に細かく振動させる方法

■フォーンズ法

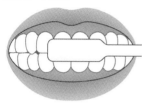

歯ブラシの毛先で円を描くようにこする．細かい部分に磨き残しが出る

■ローリング法

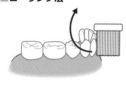

歯ブラシの毛先を歯に沿わせてあて，圧をかけたままゆっくりと回転させる方法．歯肉のマッサージ効果が高い

■バス法

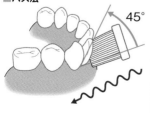

歯ブラシを鉛筆のように持ち，歯と歯肉の境目に毛先を45°の角度であて，細かく振動させる方法．歯周ポケット部の清掃に効果的である

姿勢のポイント

- 実施時は，坐位または頭部挙上30°以上とし，頸部を前屈させることで，誤嚥を予防する．後頭部にタオルや枕をあてて姿勢を整える．
- 片麻痺がある場合は，麻痺側を上にすることで，口腔内に唾液が残り，誤嚥することを予防できる．
- 高齢者では，とくに嚥下反射・咳嗽反射の低下による誤嚥の危険性が高くなる．

観察のポイント

- 口腔内を観察し，歯のぐらつき，粘膜の損傷や出血の有無について観察する．
- 舌苔は，食物残渣，細菌などの微生物，剥離上皮，唾液タンパクなどが付着した物で，口臭の原因となる．
- 舌苔のケアは，歯ブラシやスポンジブラシなどで軽く擦過したときにはがれてくるものを除去する程度とし，無理に完全に除去しない．

こんなときは？

➡含嗽ができない患者の場合

含嗽液を歯ブラシやガーゼ，スポンジにつけるなどして，ブラッシングや清拭を行う．実施後は吸引を行い，洗浄液を確実に回収する．

➡口腔内に出血がある場合

出血があるからといって，安易にブラッシングを中止することはやめる．歯周病などの場合は炎症が悪化することがある．

➡出血傾向のある場合

　出血部位には触れないようにし，毛先の柔らかい歯ブラシ，またはスポンジブラシを使い優しくケアする.

　医師からブラッシングを禁止されている場合，痛みが著しい場合，出血傾向が著しい場合，多臓器からの出血が認められるときは，歯ブラシによるブラッシングを中止.

Memo

義歯の取り扱い

看護師長直伝！ これだけは"絶対"スルナ！

「複数の患者さんの義歯洗浄を
同時に行ってしまう！」
「義歯をしっかり洗浄しない」
「義歯をティッシュペーパーで
包んでしまう」

　業務効率を考えることは大切ですが，患者さんの私物を同時に扱うことは誰の物かわからなくなるというリスクがあります．

　記名できない物は，とくに取り扱いに注意が必要です．

義歯のケアの鉄則！

● 複数の義歯の洗浄は同時に実施しない．

● 洗浄後は患者さんに装着するか確認し，義歯ケースなどで保管する．このとき，ティッシュペーパーで包まない．

● 軽くすすいだだけでは汚れは落ちない．しっかり歯ブラシなどで洗浄する．

NG!! 義歯の洗浄が不十分

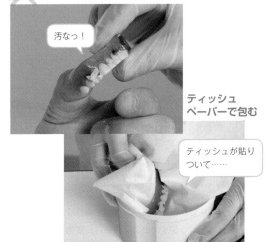

汚なっ！

**ティッシュ
ペーパーで包む**

ティッシュが貼り
ついて……

- 多床室では，口腔ケアのタイミングが食事時間や消灯時間が重なってしまう場合があります．
- 業務の流れで，同時に2名以上の患者さんの義歯洗浄を行うと，どちらがどちらかわからなくなって入違ってしまう場合があります．
- とくに部分入れ歯ではなく，総入れ歯の場合は見分けがつかなくなり，使用時に義歯が合わなく発覚するケースがあります．
- 義歯は口に入れるものであり，患者さんに不快な思いをさせてしまうことになります．

Good!! きれいに洗い，
専用ケースに水を入れて保管

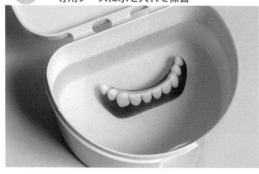

- 義歯の洗浄だけではなく，歯ブラシ，箸，コップの洗浄などは注意が必要であり，可能であれば患者さん毎に分けて実施します．とくに義歯は，義歯自体に記名できないため，入違えてしまうと確認が困難になります．

- 義歯のケースがある場合には，一つずつ出して洗浄することで入れ違いは予防できますが注意が必要です．

- 部分入れ歯の場合には，洗浄時に誤って排水口に流してしまわないように注意しましょう．ガーグルベースンやコップを利用することで予防することができます．

- 洗浄後にティッシュペーパーに包んで放置しないように注意して下さい．ティッシュペーパーが張り付いて取れなくなってしまう場合もあります．

【義歯の破損注意！】

　義歯の洗浄をするときには，多くの場合洗面所の洗い場などで実施します．その際に，誤って義歯を洗面所に落としてしまうと，洗い場の素材にもよりますが，衝撃で破損する場合があります．

　修理まで時間がかかり，コストも高いので注意しましょう．

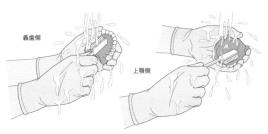

義歯側

上顎側

- 義歯は各食後に外し，ブラッシングと義歯洗浄剤により歯垢を除去します．
- 義歯の清掃を行う場合は，流水で裏側も丁寧に掃除し，専用のケースに水を入れて保管します．
- 義歯は熱や乾燥で変形・破損し，また，義歯は数日間装着しないだけでも，義歯の乗る部分に隙間ができるなどして合わなくなります．
- 義歯接着面や歯肉，頬の内側粘膜は細菌などが繁殖しやすいため，義歯安定剤や舌苔の除去後は，含嗽に加え口腔内清拭やブラッシングが有効です．
- 部分義歯は，残存歯を健康に保つため，鉤（かぎ）の部位を丁寧に磨きます．

輸液の注意点

〈**バイタルサイン**の確認を行うべき輸液薬剤〉

- バイタルサインが直接変化しやすい薬剤投与時は，バイタルサインの変化を観察する必要がある．
- 輸液時にバイタルサインが著しく変化した場合は，すぐに医師へ報告し対応を仰ぐ．

血圧，心拍数

- ノルアドレナリンやドパミン塩酸塩のようなカテコラミン類，ニトログリセリンや硝酸イソソルビドといったニトロ製剤，ジルチアゼム塩酸塩などのカルシウム拮抗薬，抗不整脈薬，ジゴキシンといった薬剤は，血圧や心拍を上昇または低下させる作用がある．
- そのため，血圧，心拍数，心電図変化を観察する．
- 投与中だけでなく，投与後しばらくの間，また，投与速度変更時などにも注意する．

呼吸数(SpO_2)

- モルヒネやオキシコドン塩酸塩などの麻薬，ミダゾラムやジアゼパムといったベンゾジアゼピン系薬剤などは，呼吸抑制をきたす恐れがあるため，投与中，投与後しばらくは呼吸状態を観察する．

尿量

● 輸液製剤全般(とくにカリウムを含有する場合),カテコラミン類,利尿薬などを使用中に尿が出ない,尿量が不十分である場合には,早急に対応をする必要がある.

● 尿量を観察し,十分な尿量が確保できているか確認する.

確認を行うべき症状

● 一部の薬剤はバイタルサイン以外の自覚症状や他覚症状の変化が起こるものがある.

呼吸苦・呼吸困難,浮腫

● 呼吸苦・呼吸困難はアレルギー反応でも起こりますが,胸水が貯留する心不全などで多量の輸液を投与したりすると起こることがある.

● 浮腫も,心臓や腎臓の機能が低下していると起こることがある.

● 輸液を投与している患者では,尿量を確認し,胸水や浮腫が起こっていないか観察する.

出血

● 抗凝固薬(ヘパリンやアルガトロバン水和物など)を投与中は,皮下や口腔内,尿路から出血をきたすことがある.

● また,頭蓋内出血・脳出血などを起こすこともあるため,外見的に出血していないか観察するのはもちろん,意識レベルの低下をきたしていないかについても観察が必要になる.

Memo

● 血管外漏出

- 抗がん薬や血管収縮薬，ガベキサートメシル酸塩や高濃度
  糖液などは，血管外に漏出した際に重篤な皮膚炎を起こし，
  場合によっては漏れた部分が壊死する.

- 血管外に薬剤や輸液が漏れてしまった場合は薬剤師に確認
  し，壊死や炎症を起こす薬剤の場合は医師に報告し，対応
  を仰ぐ.

- 一部の抗がん薬では，時間がたつにつれ疼痛や壊死が進行
  する場合があるため，漏れた部位は数日間，皮膚の状態や
  疼痛を観察する.

輸液の落とし穴

 補正用カリウム製剤，カリウム含有輸液

- 高濃度カリウム製剤（カリウムを10mEq/本以上含
  有）は，急速静注を絶対に行ってはいけない.
- 必ず希釈し，定められた濃度以下にし，定められた
  時間で投与する.
- 高濃度カリウム製剤をそのまま側管から投与するこ
  とは通常はありえないため，医師の指示をよく確認
  する.

カリウムの投与基準
カリウムの投与基準濃度：40mEq/L以下（末梢）
速度：20mEq/時以下投与量：100mEq/日以下

Memo

注意!

キット製剤の隔壁開通

- 高カロリー輸液や糖加低濃度アミノ酸液などは，隔壁によって輸液を複数の小室に分けて，使用時に隔壁を開通して混合するキット製剤が主流となっている．
- 使用時に隔壁を開通せずに輸液を投与してしまうエラーが以外に多い．必ず隔壁を開通し混合する癖をつける．
- 気づいたらすぐに点滴を止めて，医師に指示を仰ぐ．

注意!

高カロリー輸液の汚染

- 微生物汚染されやすい輸液は，高カロリー輸液，脂肪乳剤，糖加低濃度アミノ酸液である．
- これらの薬剤は投与直前まで開封せず，なるべく清潔に操作をするよう心がける．
- また，三方活栓などから投与する場合，汚染しやすいため接続時は消毒を行う．

注意!

早すぎる・遅すぎる投与速度

- 点滴は輸液ポンプなどを使わないかぎり，手動で滴下数を確認し投与速度を決める．この際に計算ミスなどをして，投与速度を間違えてしまうと，思ったより早く，または遅く点滴されてしまうことがある．

与薬の計算

点滴静脈内注射の計算のポイント

● 輸液セットには，主に1mL＝20滴（成人用）のものと，1mL＝60滴（小児用）のものがある．

1mL＝20滴の場合

1分間の滴下数＝[1mLの滴下数（20滴）×指示量（mL）]÷[指定時間（時間）×60（分）]

つまり，1時間あたりの投与量＝1分間の滴下数×3

1mL＝60滴の場合

1分間の滴下数＝[1mLの滴下数（60滴）×指示量（mL）]÷[指定時間（時間）×60（分）]

つまり，1時間あたりの投与量＝1分間の滴下数

● 輸液セットは1滴の量が小児用や成人用で異なる．

● 小児用は，60滴で1mL，成人用は，20滴で1mLとなる．つまり，成人用は1滴の輸液の大きさが"大きい"

＊100mLの輸液を1時間で投与したい場合は，100＝1分間の滴下数×3なので，およそ33滴／分でドリップすればよい．

＊小児用の場合は，1分間に100滴でドリップすれば1時間で100mL投与される．

輸液時間の計算のポイント

● 指示された点滴の量がどのくらいの時間で終了するのか，あらかじめ計算して管理する．

例) 500mLの輸液を1時間あたり80mLで投与する場合，午前10時から開始すると何時に終了するか．

➡指示量の輸液を，1時間あたりの輸液量で割るとかかる時間が求められる．500mL÷80mL＝6.25およそ16時20分が終了時刻となる．

アンプル・バイアルの計算のポイント

● 指示量がアンプルやバイアルの規格通りの量であるとは限らないことがある．そのようなときは比例計算で求める．

例) 1アンプル（300mg/2mL）の薬剤を75mg投与の指示がある．75mg投与するために必要な薬液量を求めなさい．

➡必要な薬液量を「XmL」として，「薬剤の量：薬液の量で比例の計算式を作る．

$300mg : 2mL = 75mg : XmL$

$XmL = 150 ÷ 300$

$= 0.5mL$

濃度の計算のポイント

● 消毒液など，濃度を計算するときは以下のような計算式を使用する．

必要原液量＝希釈濃度÷原液濃度×作成量

例) 5%グルコン酸クロルヘキシジンを用いて0.2%希釈液1,000mLを作るのに必要な薬液量は，

➡濃度の計算式にあてはめて計算する．

必要原液量＝0.2%÷5%×1,000mL＝40mL ※5%の薬液を0.2%に希釈するということは，25倍希釈にするということ．1,000mLの薬液を作るのであれば，1,000mL÷25＝40mLとなる．

1年目ナース, ココにも気をつける!

院内

✗ 自分の病棟, 知っている人にしか挨拶をしない, はNG!

挨拶は基本中の基本です. 院内では, 明るく, 笑顔で挨拶することを心掛けましょう.

院内での鉄則!

- 患者さんや外部の方には, 明るく, 笑顔で挨拶する.
- 院内で困っている患者さんがいたら, 積極的に声を掛ける.
- 他職種でも同じ職場の仲間として挨拶する.

何が起きる?

- 院内には, どこにでも患者さんや外部の方がいらっしゃいます. その人たちからすると, 白衣を着ている人はみんな一緒(病院の職員)です.
- サーっとすれ違うと, 見え方によっては"感じの悪い看護師"に見えて病院の印象も悪くなります.
- また, 職員間でも同様です. どこの部署であろうが同じ病院の職員であり, **挨拶するのは当たり前のこと**です.
- いつ, どのような場面で接するかはわかりませんが, 悪い

116

印象をもたれてしまうことは，この先で絶対にプラスには
なりません．

どうすればいい？

●白衣（ユニフォーム）を着て院内にいるときには，**常に病院
の職員として見られていることを自覚**します．**誰にでも笑
顔で挨拶をする**ようにしましょう．声を掛けにくい場面で
は，**会釈だけでも印象は違います**．

●また，院内で困っている患者さんがいる場合には，積極的
に声を掛けていきましょう．とくに外来患者さんがいるフ
ロアでは，検査室やトイレ，出入り口がわからなくて困っ
ている患者さんをよく見かけます．**"自分の病棟ではないか
ら"と，スルーしないように**して下さい．

●患者さんからすると全員病院の職員であり，所属が違うか
ら仕方がないとはなりません．

=========== **ホント**に**あった，イイ話** ===========

　名前はわからなかったのですが，いつも明るく挨拶をする
新人さんが他の部署にいました．数年後，部署異動があって
同じ部署になりました．そのときにスタッフ全員が，"あの挨
拶が素敵な新人さん"と認識されており，皆，好印象を持って
いました．そのくらい，明るい挨拶というのは印象に残るも
のなのですね！

ナースステーション

 スタッフ間で患者さんの名前を出して話しをするのは，NG!

　申し送りやカンファレンスなど，患者さんの名前を出して会話することがあります．どこで誰が聞いているかわからないので個人情報保護の観点からも注意が必要です．

ナースステーションでの鉄則！

- ●ナースステーション内でも不適切な会話はしない．
- ●病状や治療方針を話すときには，声量や内容，表現に注意する．
- ●必要に応じて，個室に移動して会話する．

何が起きる？
- ●ナースステーションは病棟の中心にあり，**多くの患者さんや家族が近くを通ります**．
- ●また，ナースステーション近くの病室は，重症度が高い患者さんが多く，病室内が静かな場合が多いです．
- ●そのような環境で，病状や治療方針などを大きな声で話したりすると，周囲に聞こえてしまい，**患者さんのプライバシーが保護されない場合や患者さんに誤解を招くような場合があります**．
- ●誤解は不信感を与え，スタッフや病院との信頼関係に大きく影響するので注意が必要です．

どうしたらいい？

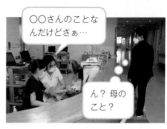

○○さんのことなんだけどさぁ…

ん？母のこと？

● 患者さんの話をする場合には、**場所**、そして**声量や内容が適切かどうか判断**しなくてはいけません.

● とくに病状に関することが聞こえてしまうと、**患者さんに正しく情報が伝わらず誤解をまねき不信感を与えてしまいます**.

● シビアな内容であればとくに注意が必要なので、**面談室やカンファレンス室など話す場所を移動**し、**最大限に配慮を**しなければなりません.

● 声量に関しては、一番近くの病室に入ってナースステーションの会話がどれくらい聞こえるか試して下さい. さほど大きな声でなくても、けっこうハッキリと会話の内容が聞こえてきます.

\\こんなときどうする？//

病室に行ったら患者さんが落ち込んでいる

　夜勤時にナースステーション前の患者さんの病室を伺ったら、いつもと違って元気がない. 何かあったか尋ねると、看護師があまり経過が良くないと話している声が聞こえたとのこと. 看護師が話していたのは、他の患者さんの話であり誤解させてしまっていたのです.

　しかし、他の患者さんの病状が聞こえてしまっており、注意が必要でした.

院内研修

 とりあえず参加する，というスタンスはNG!

院内研修は通常，勤務時間内であると思います．そのため，研修は病棟勤務と同じく**仕事です**．その点を理解して目的も持って参加しましょう．

院内研修の鉄則！

- **研修目的，目標を理解して参加する．**
- **日々の実践でどのように活かすか考えながら参加する．**
- **居眠りは絶対にしない！　仕事です!!**

何が起きる？

- 研修に参加する際に，"とりあえず「行け」と言われたから行く"スタンスだと何も学びが得られません．目的がなく参加していると，自然と眠気が襲ってきて居眠りしてしまうケースも見かけます．
- 何も学びがなければ，その後の振り返りやレポート提出が**中身のないものになります**．
- また，日々の業務に必要な内容なので，**内容によっては事故やトラブルにつながってしまう可能性**もあります．

どうしたらいい？

- 研修参加前には，必ず研修要項が配布されます．そこに研修の目的が明記されたおり，師長などの管理者から説明されます．

- その目的を達成するために，研修の目標も明記されているはずです．研修に参加して達成してほしい内容はその部分になるので，目標を明確にして参加しましょう．**目標が達成されれば，研修目的も達成できます**．

- その意識で参加すれば，振り返りやレポートでも研修内容のどの部分が目標達成につながったか，**臨床現場ではどのように活用できるか明確になり，困りません**．

▐ 研修後の全体会

　研修の内容や開催方法によって，終了前に感想や学びを共有するために全体を行う場合があります．自分の話す内容を考えるのも大切ですが，そこに集中してしまうと，他の参加者の話が頭に入ってきません．他の参加者の発表内容は，自分にはない考えを聞くこともあり学びとなるので重要です．

　発表するときには緊張して自分が何を話しているかわからなくなることがあります．日々のカンファレンスなどで簡潔に話せるように訓練していきましょう．

院外

 院外で同僚や患者さんの話をするのは，NG！

　仕事帰りや休日に食事をしに行くと，ついつい職場の話をする機会が多くなります．

　誰がどこで聞いているかわかりません．内容には細心の注意が必要です．

院外での鉄則！

- 院外で個人が特定されたり誤解をまねくような会話はしない．
- SNSにも上記と同様の注意をする．

何が起きる？

- 仕事が終わって同僚と一緒に帰宅するシチュエーションは多くあります．そのときに，ついついその日の仕事の話をしがちです．
- たまたまその後ろを患者さんの家族や他の病棟のスタッフが歩いており，内容が丸聞こえ，という可能性はあります．患者さんのことであれば，**個人情報を漏洩している**のと変わりありません．
- 業務内容など院内のことについても注意が必要です．内容によって個人の問題ではなく，**病院全体の問題に発展する**ことがあります．

どうしたらいい？

- 基本的に患者さんの話を院外ですることは避けなければなりません．また，病院の業務に内容についても同様です．どの部分をどのように聞かれ解釈されるかで，**自分の意図とは全く違う内容**になります．しかし，話をしていたという事実は変わりありません．

- シチュエーションは帰宅時だけではなく，飲食店で何となく話してしまうこともあります．**個人が特定されたり誤解を招くような会話は控えましょう．個室だから安全ということもありません．**

- またSNSも同様です．アカウント名を変えていても，誰かわかる知り合いが見て拡散していくこともあります．この場合も，そもそも投稿した自分の責任になります．

⋯⋯ ホントにあった話〜翌日に上司に呼ばれる ⋯⋯

　仕事帰りに部署の不満を話しながら歩いていたら，たまたまその後ろに違う病棟の管理者が歩いていて筒抜けに．翌日自部署の上司に呼ばれて，その内容が伝わっていた．

　内容もそうであるが，院外で話すに内容は注意するように指導される．考えるだけでゾッとしますが，実際にあった話です．注意しましょう．

Memo

2.
見落としがち,
インシデントが多い!
ココは押さえる!
ドレーン管理

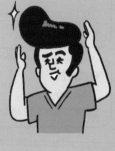

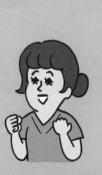

胸腔ドレナージ

❶挿入部
- □きちんと被覆（ひふく）され，固定されているか
- □発赤（はっせき）・腫脹（しゅちょう）・出血はみられないか
- □皮下気腫の有無と広がりの程度

❸接続部
- □ゆるみがないか
- □皮膚にあたっていないか

126

胸腔ドレナージの目的

①胸腔に気体が貯留したとき（気胸）.

➡脱気により気胸（自然気胸，外傷性気胸，緊張性気胸）を改善する.

②胸腔に液体が貯留したとき

➡液体（胸膜炎，膿胸，乳び胸，血胸，がん性胸膜炎，胸水）を排出し，治療または症状緩和をはかる.

③開胸手術後や胸腔内操作後

➡胸腔内に貯留した液体や気体を排出する・術後出血の程度を知る.

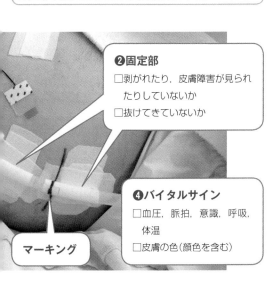

❷固定部
□剥がれたり，皮膚障害が見られたりしていないか
□抜けてきていないか

❹バイタルサイン
□血圧，脈拍，意識，呼吸，体温
□皮膚の色（顔色を含む）

マーキング

チューブの固定

NG!! チューブが直接皮膚にあたって固定されている

➡チューブが直接皮膚にあたった状態で固定すると皮膚障害を起こしやすくなってしまいます.

Good!! チューブは直接皮膚にあたらないように固定する

➡皮膚にドレッシング材を貼ったうえでチューブを固定するなどの工夫をします.

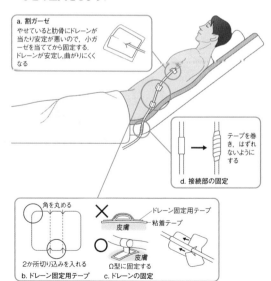

a. 割ガーゼ
やせていると肋骨にドレーンが当たり安定が悪いので, 小ガーゼを当ててから固定する. ドレーンが安定し, 曲がりにくくなる

テープを巻き, はずれないようにする
d. 接続部の固定

角を丸める
2か所切り込みを入れる
b. ドレーン固定用テープ

ドレーン固定用テープ
皮膚
粘着テープ
Ω型に固定する
皮膚
c. ドレーンの固定

Memo

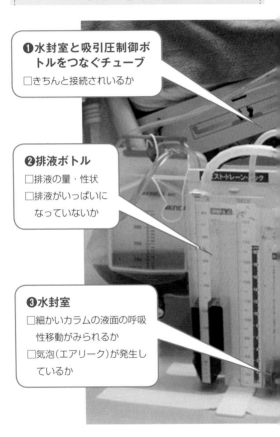

胸腔ドレナージシステムの チェックポイント

❶水封室と吸引圧制御ボトルをつなぐチューブ
□きちんと接続されているか

❷排液ボトル
□排液の量・性状
□排液がいっぱいになっていないか

❸水封室
□細かいカラムの液面の呼吸性移動がみられるか
□気泡（エアリーク）が発生しているか

❹チューブ

□胸腔から吸引バッグまで緩やか
　に下っているか

□排液の貯留はみられないか

❺吸引圧制御ボトル

□医師の指示通りの圧設定
　になっているか

□きちんと接続され，圧が
　調整されているか

□太いカラムに連続的に気
　泡が発生しているか

❻吸引バッグの固定

□垂直に立てて倒れないよ
　うに固定されているか

□胸腔よりも低い位置にあ
　るか

チューブと体位変換

NG!! 体位変換でチューブが「外れる」「体の下で屈曲している」「チューブにテンションがかかりすぎている」

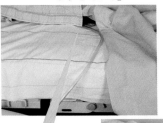

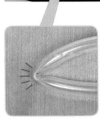

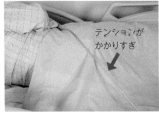

テンションが
かかりすぎ

Good!! 体位変換前と相違がない

　体位を変えた際には，チューブがきちんと固定されているか，屈曲していないか，バッグが挿入部より低い位置にあるか，バッグが傾いていないか，などを確認します．

チューブ挿入時の離床

NG!! ボトルが倒れてしまう. チューブが歩行の邪魔になる. 排液バッグがドレーン挿入位置より高い.

Good!! ボトルが倒れないように注意しつつ, チューブが邪魔にならないよう配慮します.

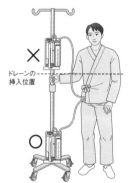

排液バッグはドレーンの挿入位置より下に置く

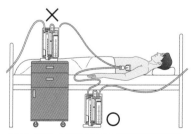

排液バッグはドレーンの挿入位置より上になる台などに置かない

胸腔ドレナージのトラブルと対応法

● トラブル① チューブが抜けている！

　肺胞虚脱により酸素状態が悪化する危険性あり，胸腔内は陰圧となっているため，チューブが抜けた場合には，そこから空気が入り込んでしまいます．

対応は？

❶ただちに挿入部を清潔なガーゼで覆う.

➡挿入部を清潔なガーゼで覆って，**感染を防ぎます**. 同時に，挿入部の皮膚が損傷して出血している場合には，**圧迫止血**を行います.

❷挿入部をフィルムで覆う

➡チューブが抜けることによって，胸腔内の陰圧が解除されてしまいます. 自発呼吸下の場合は，外から胸腔内に空気が流入することによって肺胞が虚脱し，低酸素状態に陥る危険性があります. **挿入部をフィルムで覆い，外気が入らないようにします.**

❸医師に報告，再挿入の準備

➡**医師がただちにシリンジを用いて脱気**を行い，胸部X線撮影により肺の状態を確認してから再挿入を行います.

❹呼吸状態とバイタルサインの確認

➡**バイタルサインを測定**し，肺胞の虚脱により酸素状態が悪化していないかどうか確認します.

チューブが抜けてしまうと…

陽圧換気下では，緊張性気胸に注意！

　陽圧換気下の場合は，陰圧の解除に伴って，緊張性気胸が生じる可能性があります.

　緊張性気胸とは，吸気時には胸腔内に空気が入るが，呼気時に胸腔内にたまった空気が排出されない状態です. この状態が続くと胸腔内圧が上昇し，高度の低酸素血症やショック状態に陥ることもあるため，胸腔からの空気の流出を妨げないようにします.

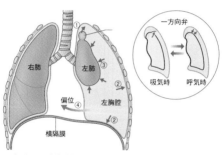

右肺　左肺　①　③　②　一方向弁　吸気時　呼気時　偏位④　左胸腔　②　横隔膜

※ブラとは，肺胞が膨らんだりほかの肺胞とくっついて肺の表面で膨張したものをいう.

● トラブル② 血性の排液が急激に増加！

胸腔内に出血があると考えられます。出血性ショックにつながる危険もあるため，すみやかな対応が必要です。

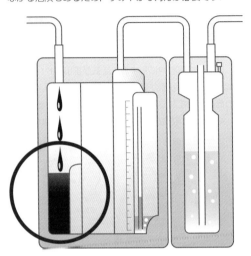

対応は？

❶バイタルサインを測定（ショック症状の確認）

➡まずはバイタルサインを測定し，**ショック状態に陥っていないかを確認**します。出血性ショックでは，血圧の低下のほか，呼吸数・脈拍の増加，尿量の減少や，意識状態の低下，皮膚の蒼白，冷汗などがみられます。

❷医師を呼び，処置の準備をする

➡出血量が多い場合，緊急止血術を行うこともあるため，**すみやかに医師を呼び**ます。

➡ショック状態に陥った場合には**酸素投与**や**気道確保**，**輸液の投与**などを行うため，準備しておきます。

出血性ショックになると…

排液の変化だけでなく，全身の観察をこまめに行う

- 胸腔内では，チューブから排出されているよりも多くの量の出血が生じている可能性があります．
- ショックの徴候は，いつもより顔色が白っぽい，表情がぼんやりしている，皮膚がしっとり冷たいなどといったことがあります．
- ドレーン管理では，排液の量や色の変化に気づくことも大切ですが，そういった表情などをこまめに観察し，急変を防ぐことが重要です．

Memo

....

....

....

....

....

....

....

....

....

　チューブの屈曲もしくは閉塞の可能性があります．通常は水封室の細いカラムに呼吸性移動がみられます．それが止まった場合には，胸腔から水封室までの空気の流れが妨げられていると考えられます．

対応は？

❶チューブの屈曲，閉塞がないか確認する

➡チューブの挿入部は通常，滅菌してある透明ドレッシング材もしくは滅菌ガーゼで被覆．透明ドレッシング材使用時は，**剥がさずに，チューブの挿入部から排液バッグまでをたどり，ねじれや閉塞がないか確認します．**

➡挿入部から出血または滲出液がみられる場合は**滅菌ガーゼを使用するので，ガーゼを剥がしてねじれがないか確認します．**

❷バイタルサインの測定

➡チューブの屈曲や閉塞がみられないのに呼吸性移動が止まった場合は，**呼吸状態は正常かどうか，バイタルサインを測定して確認します．**

 呼吸性移動が停止になると…

チューブ先端が胸壁にあたっている可能性もあり！

●チューブの先端が体動によって胸壁に当たっていることもあり，こうした場合には，体位変換をすると改善されることがあります．

●確実な方法は，胸部X線撮影でチューブ先端部の位置を確認することです！

トラブル④　水封室に大量の泡が発生！

　チューブが外れた，もし
くは気胸の可能性があり，
ドレーンを通ってきた空気
は水封室で泡になります。
これが大量になったという
ことは，チューブが外れた，
もしくは気胸によるものと
考えられます。

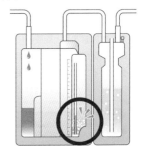

対応は？

❶チューブ挿入部から吸引バッグまでの回路点検

➡チューブの接続が外れていると，接続部からチューブ内に
　空気が入り込み，水封室に大量の泡が出現するため，**チュー
　ブ挿入部から吸引バッグまでを指でたどり，きちんと接続
　されているか点検**します。

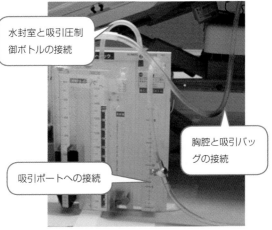

水封室と吸引圧制
御ボトルの接続

胸腔と吸引バッ
グの接続

吸引ポートへの接続

❷バイタルサインを測定，頸静脈の怒張の有無を確認

➡回路が正しく接続されているのに大量の泡がみられる場合は，気胸が疑われます．

➡気胸を放置すると胸腔内に空気が充満し，縦隔内にある気管や心臓が圧迫され，静脈還流頸静脈が怒張します．**バイタルサインを測定し，頸静脈の怒張の有無を確認**します．

 水封室の大量の泡…

人工呼吸器による気胸に注意！

● 慢性呼吸器疾患の患者が人工呼吸器を装着すると，気胸になる可能性が高くなります．また，気胸があるのに人工呼吸を行うと増悪する危険性があります．

● そのため，とくに人工呼吸器を装着している場合は，胸部X線撮影によって肺の膨張状態を確認し，気胸の有無を調べる必要があります．

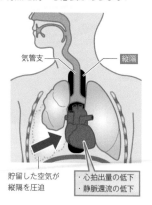

気管支　　　　　　縦隔

貯留した空気が
縦隔を圧迫

・心拍出量の低下
・静脈還流の低下

Memo

腹腔ドレナージ

腹腔ドレナージ挿入患者の チェックポイント

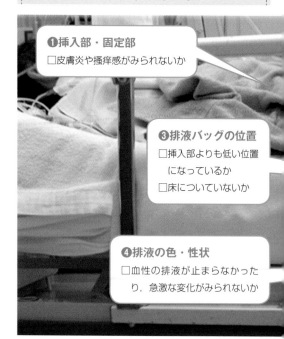

❶挿入部・固定部
□皮膚炎や掻痒感がみられないか

❸排液バッグの位置
□挿入部よりも低い位置
　になっているか
□床についていないか

❹排液の色・性状
□血性の排液が止まらなかった
　り，急激な変化がみられないか

腹腔ドレナージの目的

①感染原因の除去

➡️術後に血液や滲出液などが貯留すると感染を起こす危険がある.

②腹腔内の減圧

➡️腹腔内に貯留した血液, 体液などを排出する.

③腹腔内の情報取得

➡️術後の出血や縫合不全などをすみやかに発見する.

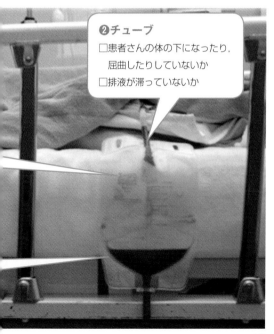

❷チューブ
□患者さんの体の下になったり, 屈曲したりしていないか
□排液が滞っていないか

■排液の異常と対処法

異常の内容		考えられる要因
血性の排液が止まらない		出血
急に色調が変化した	茶褐色（ちゃかっしょく）	縫合不全
	乳び様	リンパ漏出
	濃黄色	胆汁漏（たんじゅうろう）
	濃緑色	胆汁漏，感染
	赤褐色（せきかっしょく）（赤ワイン色）	膵液漏（すいえきろう）

※実際は光の加減でもうすこし明るくみえることがあります.

> ドレナージの管理では，排液の状態など，正常をきちんと理解したうえで，「異常である」とまでは判断ができなくても，「何か変だな」と思うときには，**きちんと報告・相談することが重要**．こうしたことが，異常の早期発見や，状態を悪化させないことにつながります！

144

腹腔ドレナージの挿入部位と
チェックポイント

●右横隔膜下腔のドレナージ

挿入部位▶肝臓の右葉と横隔膜の間

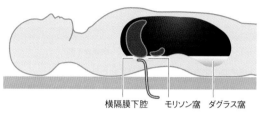

横隔膜下腔　モリソン窩　ダグラス窩

- 横隔膜の動きに伴い，体液が移動する．
- 呼気時は横隔膜の動きに伴い陰圧が生じ，液体が貯留しやすい．
- 腹圧の上昇で間欠的に排液される．
- 胃切除術後，肝切除術後，消化管穿孔に伴う汎発性腹膜炎術後などに留置される．

排液観察のポイント

【正常】

淡血性から淡黄色に変化．徐々に減量．においはない

【異常】

□濃血性→出血の可能性

□濃黄色→胆汁漏の可能性

□乳び様→乳び漏の可能性

□茶褐色(便汁様，腸液様)→縫合不全の可能性

●左横隔膜下腔のドレナージ

挿入部位▶脾臓と横隔膜の間

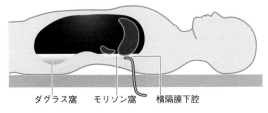

ダグラス窩　　モリソン窩　　横隔膜下腔

- 横隔膜の動きに伴い，体液が移動する.
- 脾臓摘出術後，汎発性腹膜炎術後や，胃切除（食道空腸吻合）
  術後などに留置される.

排液観察のポイント

【正常】

漿液性

【異常】

□濃血性→出血の可能性

□濃黄色→縫合不全，臓器損傷の可能性

□赤褐色（赤ワイン色）→膵液漏の可能性

●ウィンスロー孔のドレナージ

挿入部位▶網嚢の腹膜腔への交通部．肝十二指腸間膜の背側

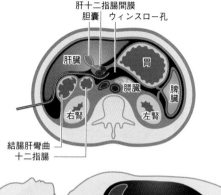

肝十二指腸間膜
胆嚢　ウィンスロー孔
肝臓　胃
膵臓　脾臓
右腎　左腎
結腸肝彎曲
十二指腸

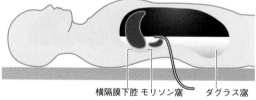

横隔膜下腔　モリソン窩　ダグラス窩

- 胃切除術後，肝切除術後，膵頭十二指腸切除後に留置される．
- 胆汁漏や胆道に近い食道空腸吻合部の縫合不全，膵液漏の情報ドレナージとしても留置

排液観察のポイント

【正常】
漿液性～淡血性

【異常】
□濃血性→出血の可能性
□赤褐色（赤ワイン色）→膵液漏の可能性
□濃黄色→胆汁漏，消化液漏の可能性

●モリソン窩のドレナージ

挿入部位▶右の腎臓と壁側腹膜で形成される陥没部分

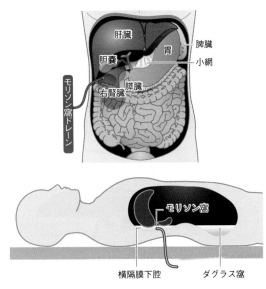

- 仰臥位となったとき，右上腹部で最も低い位置となる．
- 胃切除後，結腸手術後に留置される．

排液観察のポイント

【正常】

漿液性～淡血性

【異常】

□濃血性→出血の可能性

□赤褐色（赤ワイン色）→膵液漏の可能性

□濃黄色→胆汁漏，消化液漏の可能性

148

●左・右傍結腸溝のドレナージ

挿入部位▶左右それぞれの結腸外側

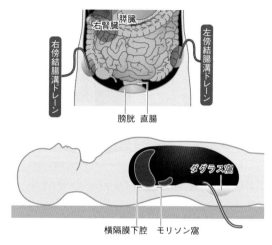

膵臓
右腎臓
右傍結腸溝ドレーン
左傍結腸溝ドレーン

膀胱 直腸

ダグラス窩

横隔膜下腔 モリソン窩

- 腸手術後の場合など，縫合不全のモニ タリングとして，吻合部付近に留置される.

排液観察のポイント

【正常】

淡血性から淡黄色に変化，徐々に減量．においはない

【異常】

□濃血性→出血の可能性

□乳び様→乳び漏の可能性

□茶褐色(便汁様，腸液様)→縫合不全の可能性

●ダグラス窩のドレナージ

挿入部位 ▶ 女性では子宮後面と直腸の間，男性では膀胱と直腸の間

※この部位は腹腔ではなく，骨盤腔

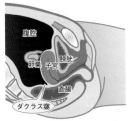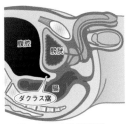

女性のダグラス窩（直腸子宮窩）　　　男性のダグラス窩（直腸膀胱窩）

- 骨盤腔の最も低い位置であり，体液や血液が最も貯留しやすい.
- 直腸切除後，汎発性腹膜炎術後などで留置される.

排液観察のポイント

【正常】

淡血性から淡黄色に変化，徐々に減量. においはない

【異常】

□濃血性→出血の可能性

□乳び様→乳び漏の可能性

□茶褐色（便汁様，腸液様）→縫合不全の可能性

腹腔ドレナージのトラブルと対応法

トラブル① チューブが抜けている!

　破損したチューブが腸管内や腹腔内に残存している危険性あり. チューブが抜けた場合, 腹腔内に破損したチューブが残って感染を引き起こす危険性を考えます.

対応は?

❶バイタルサインの測定(感染徴候の有無を確認)

➡バイタルサインを測定して, **感染の徴候を確認**します.

❷医師を呼ぶ

➡基本的には**チューブの再挿入が必要**です. また, 腹腔内に残存したチューブがあれば, 緊急手術が必要です.

❸体動はできるだけ禁止する

➡体動によって, 体表付近にとどまっていたチューブが腹腔内に入り込んでしまったり, 腹腔内に入ったチューブが組織を傷つけてしまうおそれがあります.

➡患者が**不安にならないように状況を説明**したうえで, **できるだけ動かないよう, 安静**にしてもらいます.

❹チューブが破損していないか確認

➡抜けたチューブに**破損がないか, 目で見て確認**します. そのため, **抜けたチューブは捨てずに保管**します.

➡破損していても見た目ではわかりにくいこともあるので, X線撮影によって確認. そのため, 移動の準備も必要です.

➡ 正しい位置に挿入されているかどうかの確認は重要です.

➡ 通常ドレーン挿入部から固定位置にかけてマーキングを行い管理します. 万が一, マーキングの位置がずれていたり, どこであったか不明になる場合があります.

➡ そのような場合でも挿入位置の確認をするには, X線画像で比較します. 基本となるのは, 術直後の画像になります. 同一体位でのX線画像と比較し, 挿入されているドレーンの先端位置の確認を行います.

➡ 原因がはっきりしないものの, 排液が急激に減少した際などにも有効な確認方法です.

Memo

. . . .

. . . .

. . . .

. . . .

. . . .

. . . .

. . . .

. . . .

. . . .

. . . .

. . . .

. . . .

◖トラブル② 排液が透明で濃い黄色から黄褐色に変化！

胆汁漏の可能性あり．胆汁は透明で濃い黄色ですが，上腹部の術後の縫合不全では，胆汁が腹腔内に漏出して濃黄色の排液がみられることがあります．

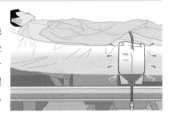

対応は？

❶ バイタルサインを測定（炎症徴候の有無を確認）

➡大量の胆汁が腹腔内に貯留した場合には腹膜炎を起こすこともあるため，**バイタルサインを測定**して，炎症徴候の有無を確認します．腹膜炎の徴候である**発熱**や**腹痛**，**腹膜緊張に注意**して観察します．

❷ 医師に報告

➡胆汁の貯留をX線撮影やCT，超音波検査で確認し，ドレーンの再留置を行うこともあるため，**医師に報告**します．腹膜炎をきたした場合には，緊急手術となります．

 「胆汁漏＋出血は仮性動脈瘤の破裂」の可能性！

 「緑色の胆汁は感染徴候」の可能性！

● トラブル③　排液が赤ワイン色に変化！

膵液漏の可能性あり.
膵液により血管や腹腔
内の組織が溶解され,
出血している危険性が
考えられます.

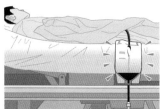

対応は？

❶ ただちにバイタルサインを測定
　（ショック症状の有無を確認）

➡膵臓の手術では，術式によって被膜を剥がしたり，一部を
　切除したりするために，膵臓外に膵液が漏出することがあ
　ります. 膵液はアルカリ性(pH7.5 ～ 8.5)であるため，漏
　出が続くと血管や腹腔内の組織を溶解し，大出血や腹腔内
　膿瘍，腹膜炎の原因となります.

➡赤ワイン色の排液がみられたら，**ただちにバイタルサイン
　を測定し，出血性ショックの有無を確認**します.

❷ 医師を呼ぶ

➡緊急手術となる場合もあるため，①と同時に**すみやかに医
　師を呼び**，準備をします.

❸ ドレーン排液中のアミラーゼ値を測定

➡膵液にはアミラーゼが含まれるため，排液中のアミラー ゼ
　値を測定し，**どの程度の膵液が排出されているのかを確認**
　します. （アミラーゼの基準値：血清の場合は44 ～ 132U/L）

見逃してはイケナイ！

排液だけでなく，全身状態のこまめな観察を！

排液の観察も重要ですが，体内では，チューブから排出されて見えている量よりもずっと大量の出血が起こっている，ということもあります．

バイタルサインの測定や全身状態の観察をしっかりと行い，下記のような ショックの徴候を見逃さないことが大切です．

■全身の変化

- いつもより顔色が白っぽい
- 軽いめまい，冷汗がみられる
- 精神的な不安を口にしたり，ときに不穏状態になる
- 表情がぼんやりしている
- 唇は紫色または白っぽい
- 皮膚はしっとり冷たい（四肢冷感）

■バイタルサインの変化

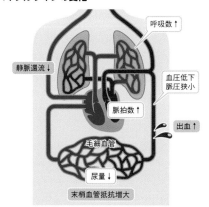

呼吸数↑

静脈還流↓

血圧低下
脈圧狭小

脈拍数↑

出血↑

毛細血管

尿量↓

末梢血管抵抗増大

Memo

3.
1年目ナースの
"ここは押さえる!"
BLS・ALS・
AED, SBAR

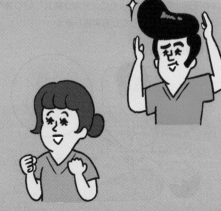

BLS・ALS／ AEDのポイント

一次救命処置
(BLS：basic life support)

- 応援と必要物品の依頼終了後，ただちに呼吸と循環を確認し，"ある"と確信できなければ胸骨圧迫を開始します．

- 胸骨圧迫は，100〜120回/分のペースで胸が約5〜6cm沈む強さで絶え間なく実施します（図1）．

- 応援が来たら，マスク換気担当，AED装着担当を決めます．マスク換気は，胸骨圧迫30回に対して2回実施します．

- AEDのパッドを装着できたら心電図の解析が行われ，ショックが必要か判断されます．必要な場合は安全確認後通電ボタンを押し，必要ない場合にはただちに胸骨圧迫を再開します．

- 胸骨圧迫は質を保てるように，マスク換気，AED通電などのタイミングで交代しながら実施します．

図1　胸骨圧迫の方法

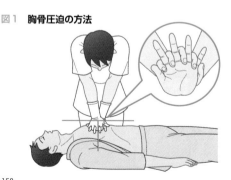

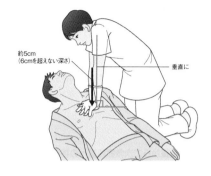

約5cm
（6cmを超えない深さ）

垂直に

胸骨圧迫の位置

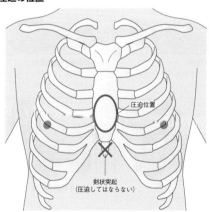

圧迫位置

剣状突起
（圧迫してはならない）

二次救命処置
(ALS：advanced life support)

● 胸骨圧迫を正しく実施し，医師や必要物品が整い次第，二次救命処置(ALS：advanced life support)に移行します．

● 対応する医療者は，必要な感染防護具を装着しているか確認することも重要です．

◆一次救命処置から二次救命処置への移行

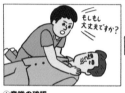

①意識の確認
ない場合：人を集める．AED/DCの準備

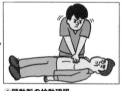

②頸動脈の拍動確認
ない場合：1分間に100〜120回以上のペースで胸骨圧迫

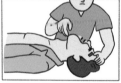

③気道確保
下顎挙上法．頸部骨折がなければ頭部後屈顎先挙上法

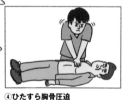

④ひたすら胸骨圧迫

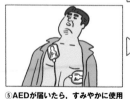

⑤AEDが届いたら，すみやかに使用
1回ショックを行ったら，胸骨圧迫

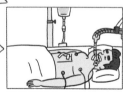

⑥医師が来たら，ALSに移行

AED（Automated External Defi brillator）

- 一次救命処置（BLS）で使用するAED（Automated External Defi brillator）は，「**自動体外式除細動器**」のことをいいます．

- AEDは，すべての心停止患者には適応しません．除細動とは，細動を除くことを意味します．これは，心臓内の無秩序な電気刺激（＝細動）を電気ショックによりリセットして正常な刺激伝導系に戻す（＝除く）ということです．

- AEDのパッドを素早く装着し，心電図解析の結果，除細動が必要かどうか評価します．

- 解析結果から電気ショックが不要と判断された場合は，胸骨圧迫を継続して，医師の指示のもと薬物療法等で対応し，原因検索・対処を行います．

◆ AEDパッドの貼付位置

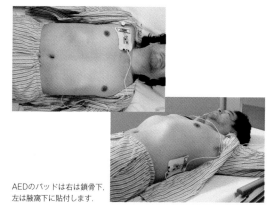

AEDのパッドは右は鎖骨下，
左は腋窩下に貼付します．

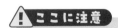

ここに注意

　AEDはメーカーにより見た目が異なり，使用方法も
それぞれ違うのでは，戸惑うことがあるかもしれません
が，電源を入れる手順を指示する機能はどのメーカーに
も必ず付いています．見たことのない機種でも，まずは
電源を入れてみましょう．

　また，除細動器の種類によってはAEDモードが付い
ているものもあります．専用のパッドを使用することで
看護師でも使用できるので，万が一のときのために，機
能と使用方法を確認しておきましょう！

Memo

緊急時
～ SBARの使い方

- 異常があり早期に対応が必要な場合には，SBAR（エスバー）で報告し対応します．

- SBARは，医療安全対策として米国の看護師教育で用いられている"TeamSTEPPS"（チームステップス）というプログラムの中の1つです．

- SBARは，報告する相手に要領よく手短かに情報を伝えることができ，必要な要請も行えるツールとして広く活用されています．

- 「適格に患者の状態を評価する」「評価した結果を素早く報告し，必要な対応を実施する」この手順をしっかり身につけましょう．

ここに注意

　SBARは緊急時など，医師やリーダー看護師への報告に使用される場合が多いです．しかし，緊急時の緊張している場面で使用するとなかなかうまく活用できず，報告もぐだぐだになってしまいます．

　そのため，普段の報告時にも意識して使用することで緊急時にも自然と使用できるようになります．日ごろから端的に整理された報告を心掛けましょう．

表2　SBAR（ISBARC）の内容

I : Identify	報告者と対象者の同定	誰のことを誰が報告しているのか
S : Situation	状況や状態	患者に何が起きているのか 〇〇病棟の看護師の△△です！Aさんが心肺停止です！ S
B : Background	背景や経過	入院の経過や状態の変化（バイタルサインなど） モニター心電図上には異常はありませんが意識は消失し呼吸、脈 B
A : Assessment	評価	自分が何をどのように考えたのか ただちに心肺蘇生が必要な状況です！ A
R : Recommendation	提案や要請	具体的に何を依頼したいのか 応援を集めてAED、救急カートベッドサイドモニターを！ R
C : Confirm	指示の復唱確認	指示内容を復唱して確認する

おまけ

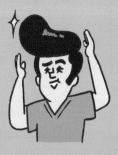

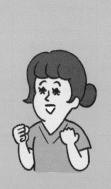

検査基準値

■検査基準値(成人)

	検査項目	基準値	単位
血算一式 (CBC)	WBC 白血球（数）	3.9 ～ 9.8	× 10³/ μL
	RBC 赤血球（数）	M：4.27 ～ 5.70 F：3.76 ～ 5.00	× 10⁶/ μL
	Hb ヘモグロビン濃度 （血色素）	M：13.5 ～ 17.6 F：11.3 ～ 15.2	g/dL
	Hct ヘマトクリット	M：39.8 ～ 51.8 F：33.4 ～ 44.9	％
	PLT 血小板	13.0 ～ 37.0	× 10⁴/ μL
	フィブリノゲン	150 ～ 400	mg/dL
	PT プロトロンビン時 間	9.9 ～ 11.3 活性 >70 ～ 140 PT-INR<0.9 ～ 1.1	秒 ％
	FDP フィブリン/フィ ブリノゲン分解産 物	FDP：5.0 未満 D ダイマー：1.0 未満	μg/mL
	ESR 赤血球沈降速度 （赤沈）	M：2.0 ～ 10.0 F：3.0 ～ 15.0	mm/ 時

血液ガス分析	[動脈] pH	7.36 ～ 7.44	
	PaCO₂ 動脈血二酸化炭素分圧	36.0 ～ 44.0	mmHg
	PaO₂ 動脈血酸素分圧	80.0 ～ 100.0	mmHg
	HCO₃⁻ 重炭酸イオン	22.0 ～ 26.0	mmol/L
	[動脈] BE 塩基過剰	-2.5 ～ +2.5	mmol/L
	CaO₂ 動脈血酸素含量	17.8 ～ 21.8	vol%
	SaO₂ 動脈血酸素飽和度	95 以上	%

	検査項目	基準値	単位
免疫化学	TP 総タンパク	6.5 ～ 8.2	g/dL
	Alb アルブミン	3.8 ～ 5.2	g/dL
	T-Bil 総ビリルビン	0.2 ～ 1.10	mg/dL
	D-Bil 直接ビリルビン	0 ～ 0.3	mg/dL
	UN 尿素窒素	8.0 ～ 22.0	mg/dL
	Cr クレアチニン	M：0.60 ～ 1.10 F：0.45 ～ 0.80	mg/dL
	UA 尿酸	M：3.0 ～ 7.0 F：2.4 ～ 7.0	mg/dL
	AST (GOT)	10 ～ 40	U/L
	ALT (GPT)	5 ～ 42	U/L

免疫化学	ALP アルカリホスファターゼ	110 ~ 350	U/L
	γ -GTP γ - グルタミルトランスペプチターゼ	M : 10 ~ 80 F : 10 ~ 40	U/L
	ChE コリンエステラーゼ	200 ~ 490	U/L
	LDH 乳酸脱水素酵素	120 ~ 240	U/L
	CPK クレアチンホスホキナーゼ	M : 60 ~ 247 F : 44 ~ 170	U/L
	アミラーゼ	35 ~ 125	U/L
	HbA1c ヘモグロビン A1c	4.6 ~ 6.2	%
	G グルコース	70 ~ 109	mg/dL
	TC 総コレステロール	140 ~ 219	mg/dL
	TG トリグリセライド	50 ~ 149	mg/dL

Memo

	検査項目	基準値	単位
免疫化学	HDL-コレステロール	M：40 ～ 99 F：40 ～ 109	mg/dL
	LDL-コレステロール	70 ～ 139	mg/dL
	Na ナトリウム	135 ～ 148	mEq/L
	K カリウム	3.5 ～ 4.8	mEq/L
	Cl クロール	98 ～ 110	mEq/L
	Ca カルシウム	8.5 ～ 10.5	mEq/L
	IP 無機リン	2.5 ～ 4.5	mg/dL
	Fe 鉄	M：60 ～ 80 F：50 ～ 70	μ g/dL
	CRP 定量（C 反応性タンパク）	0.30 以下	mg/dL
	[尿] 比重	1.015 ～ 1.030	
	[尿] pH	5.0 ～ 8.5	
	[尿] タンパク質	（－）	
	[尿] ブドウ糖	（－）	
	[尿] 潜血	（－）	
	[尿] ウロビリノゲン	（±）	
	[尿] ビリルビン	（－）	
	[尿] ケトン体	（－）	
	[便] 潜血免疫	（－）	
	[便] 潜血定量	0 ～ 100	ng/mL

Memo

よく使われる単位

	記号	読み方	備考・換算例
重量	g	グラム	1g
	mg	ミリグラム	1g = 1,000mg
	μg	マイクログラム	1g = 100万μg
	ng	ナノグラム	1g = 10億ng
	pg	ピコグラム	1g = 1兆pg
容量	L	リットル	1L
	dL	デシリットル	1L = 10dL
	mL	ミリリットル	1L = 1,000mL
	μL	マイクロリットル	1L = 100万μL
物質量	mol	モル	原子を 6.02×10^{23} 個集めた時の量 = 1mol
	mmol	ミリモル [1mol = 1,000mmol]	
その他	U	ユニット	ユニットとは「単位」のこと. IUは「国際単位」
	IU	インターナショナルユニット	
	mIU	ミリインターナショナルユニット	
	mEq	ミリイクイバレント (=メック)	m Eqとは「ミリ当量」
	%	パーセント	%……百分率
	‰	パーミル	‰……千分率
	ppm	ピーピーエム (パーツ・パー・ミリオン)	ppm…百万分率

その他	Torr	トル	1Torr ≒ 1mmHg = 1.35951cmH₂O
	mmHg	ミリメートル水銀柱（＝マーキュリー）	
	cmH₂O	センチメートル水柱	
	Pa	パスカル	1cmH2O = 98.0665Pa = 0.980665hPa = 0.0980665kPa
	hPa	ヘクトパスカル[1hPa = 100Pa]	
	kPa	キロパスカル[1kPa = 1,000Pa]	

Memo

. . . .

. . . .

. . . .

. . . .

. . . .

. . . .

. . . .

. . . .

. . . .

. . . .

. . . .

索引

Memo

1年目ナース必携ポケットブック mini

2023年6月14日　初版 第1刷発行

編 著　雀地 洋平
発行人　土屋 徹
編集人　小袋 朋子
発行所　株式会社Gakken
　　　　〒141-8416　東京都品川区西五反田2-11-8
印刷・製本　凸版印刷株式会社

●この本に関する各種お問い合わせ先
本の内容については、下記サイトのお問い合わせフォームよりお願いします。
　　https://www.corp-gakken.co.jp/contact/
在庫については　Tel 03-6431-1234(営業)
不良品(落丁、乱丁)については　Tel 0570-000577
　　学研業務センター　〒354-0045 埼玉県入間郡三芳町上富279-1
上記以外のお問い合わせは　Tel 0570-056-710(学研グループ総合案内)

本書に記載されている内容は、出版時の最新情報に基づくとともに、臨床例をもとに正確かつ普遍的すべく、著者、編者、監修者、編集委員ならびに出版社それぞれが最善の努力をしております。しかし、本書の記載内容によりトラブルや損害、不測の事故等が生じた場合、著者、編者、監修者、編集員ならびに出版社は、その責を負いかねます。
また、本書に記載されている医薬品や機器等の使用にあたっては、常に最新の各々の添付文書や取り扱い説明書を参照のうえ、適応や使用方法等をご確認ください。

株式会社 Gakken

学研グループの書籍・雑誌についての新刊情報・詳細情報は、下記をご覧ください。
学研出版サイト　https://hon.gakken.jp